Hans H. Rhyner

AYURVEDA

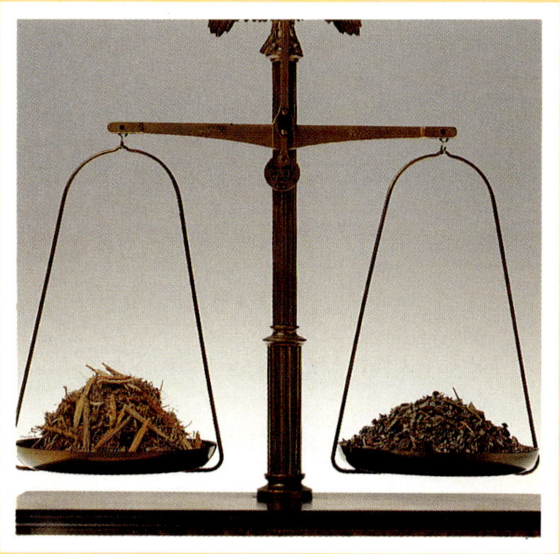

Hans H. Rhyner

Gesund, jung und lebensfroh mit

AYURVEDA

Das sanfte medizinische Konzept

BLV

Die Deutsche Bibliothek – CIP-Einheitsaufnahme

Gesund, jung und lebensfroh mit Ayurveda
Das sanfte medizinische Konzept / Hans H. Rhyner.–
München; Wien; Zürich: BLV 1992
ISBN 3-405-14387-X
NE: Rhyner, Hans

Bildverzeichnis
Fotos von Verena Eggmann, Hans H. Rhyner und Louis Stalder
Illustrationen: Arnold Imhof

Lektorat: Edith Ch. Kiel
Umschlaggestaltung: F & H Werbeagentur GmbH, München
Titelfoto: Louis Stalder

BLV Verlagsgesellschaft mbH
München Wien Zürich
8000 München 40

Layout und Satz: Buch u. Grafik Design, Günther Herdin, München
Lithos: Fotolitho Longo, Frangart (Bozen)
Druck und Bindung: Freiburger Graphische Betriebe, Freiburg im Br.

Printed in Germany · ISBN 3-405-14387-X

Inhalt

Geleitwort 7
Dr. med. P. Vishwanath Rai

1 Ayurveda – Mutter der Medizin 9
Ithihasa

Historischer Rückblick: Legende und Überlieferung 9
Lehrinstitutionen damals und heute 12
Die klassischen Lehrbücher 13
- *Brihat Trayi* 13
- *Laghu Trayi* 18

Moderne Einsatzmöglichkeiten 19

2 Philosophische und medizinische Grundlagen 21
Adisthana Tattva

Angewandte Prinzipien der sechs klassischen Denksysteme 21
Die Grundsubstanzen nach der *Sankhya*-Philosophie 21
- Antimaterie 21
- Urmaterie 22
- Ego 23
- Intelligenz 23
- Psyche 23
- Sinnesgegenstände 24
- Elemente 25
- Wahrnehmungs- und Tatorgane 27

Die drei Bioenergien – *Tridosha* 28
- Bioenergie *Vata* 31
- Bioenergie *Pitta* 33
- Bioenergie *Kapha* 34

Die sieben Körpergewebe – *Sapta Dhatu* 36
- Plasma 38
- Blut 38
- Muskelgewebe 38
- Fettgewebe 39
- Knochengewebe 39
- Knochenmark und Nervengewebe 39
- Fortpflanzungsgewebe 39

Körperliche Abfallprodukte – *Mala* 40

3 Die Biotypologie 41
Prakriti Pariksha

Ermittlung des Biotypus 42
- *Vata*-Person 45
- *Pitta*-Person 45
- *Kapha*-Person 45
- Ausgeglichene Person 48

4 Anatomische Aspekte in der Ayurveda 49
Sharira

Körperkanäle – *Srotas* 49
Vitalpunkte – *Marmas* 52
Knochen – *Asthi* 58
Gelenke – *Sandhi* 58
Muskeln – *Peshi* 58
Sehnen – *Snayu* 58
Kapillaren – *Shira* 5

5 Pathologie und Diagnostik 59
Nidana

Krankheitsursachen 59
Die sechs Stadien der Pathogenese – *Kriya Kala* 61
Der diagnostische Aspekt von *Nidana* 63
Drei-Punkte-Diagnose – *Trividhya Pariksha* 64
Acht-Punkte-Diagnose – *Ashta Sthana Pariksha* 64
Zusätzliche Untersuchungsmethoden 69

6 Behandlungsstrategien 71 *Cikitsa*

Behandlungsprinzipien 71

Heilkunde 72

7 Ernährungslehre 75 *Padthya-Apadthya*

Generelle Regeln 75

Die *Vata*-reduzierende Diät 77

Die *Pitta*-reduzierende Diät 78

Die *Kapha*-reduzierende Diät 79

8 Lebenskunde 89 *Swastha-Vritta*

Verhaltensregeln für den Tag 89

Verhaltensregeln für die Nacht 93

Verhaltensregeln für die verschiedenen Jahreszeiten 94

Regulierung der natürlichen Körperdränge 96

9 Äußere Reinigung 97 *Bahih-Shodana*

Ölkur – *Snehakarma* 97

- Einsalbung 98
- Medizinisches Pflaster 100
- Massage zum Herz 100
- Druckmassage 101
- Massage mit den Füßen 107
- Guß 108
- Streichen 108
- Gurgeln 109
- Kopfbehandlung 110
- Augenbehandlung 115
- Nasenbehandlung 115
- Ohrenfüllen 115
- Kopfpaste 115
- Bad 115

Schwitzkur – *Swedakarma* 116

10 Innere Reinigung 121 *Antha-Shodana*

Panchakarma 121

- Emesis – *Vamana* 122
- Purgation – *Virecana* 124
- Nasenschleimhaut-Therapie – *Nasya* 125
- Einlaufkur – *Vasti* 125
- Aderlaß – *Rakta Moksha* 129

Besänftigende Therapien – *Samshamana* 131

- Die innere Ölkur – *Snehapanam* 131
- Verjüngende und aufbauende Maßnahmen 132

11 Pharmakologie 135 *Dravya Guna*

Fachgebiete der Ayurveda-Pharmakologie 135

Energetik 135

Zubereitung der ayurvedischen Heilmittel 137

Ayurvedische Medikamente 139

Register 143

Geleitwort

Dr. med. P. Vishwanath Rai
Facharzt für Neurologie und Psychiatrie, Arzt für Tropenmedizin und Ayurveda

Medizin als eine soziale Wissenschaft hat sich über Jahrtausende entwickelt. Jede Kultur hat zur Entwicklung der Medizin beigetragen, vor allem im Sinne der verschiedenen Heilmethoden. Die allopathische Medizin, die heute synonym mit der modernen Medizin ist, hat ihren Ursprung in der griechischen Kultur. Die damaligen Exponenten der medizinischen Wissenschaft wie Hypokrates und Galen waren sowohl wissenschaftlich denkende, klinisch tätige Ärzte als auch Philosophen. Philosophie und Medizin waren seinerzeit wie die zwei Seiten einer Münze. Ein Praktiker oder Lehrer der Medizin mußte auch die menschliche Philosophie beherrschen, um in der Heilung von Krankheiten effektiv mitwirken zu können.

Mit der Entwicklung der naturwissenschaftlichen Fächer wie Physik, Chemie und Biologie kam es erst in den letzten Jahrhunderten zu einer Trennung von Medizin und Philosophie, da die Denkweisen in diesen zwei Bereichen anders geworden sind. Somit hat sich die europäische moderne Medizin auf experimenteller Basis vorwiegend als somatische Wissenschaft entwickelt. Sämtliche Heilverfahren, die man auf klinisch-experimentelle Art und Weise nicht beweisen konnte, wurden von der Schulmedizin zunächst als nicht nützlich abgelehnt. Dadurch kam es zu einer übertriebenen Betonung der somatisch-physiologischen Vorgänge als Korrelat zu den pathologischen Aspekten der Krankheit beziehungsweise Krankheitssymptome. Extensive Grundlagenforschung, vor allem auf der Basis von Tierexperimenten, brachte viele neue Behandlungsmethoden und Hunderte von pharmazeutischen Medikamenten zur Behandlung der menschlichen Krankheiten. Dies führte vor allem in der Behandlung von akuten Infektionskrankheiten und im Bereich der chirurgisch angehbaren Beschwerden zu großem Erfolg. Hingegen blieben die Behandlungschancen bei den vielen chronischen und psychosomatischen Krankheiten, trotz der enormen Entwicklung der modernen Medizin, mangelhaft. In diesem Bereich besteht heute eine unbefriedigende Situation, wobei die betroffenen Menschen im Verlauf der Behandlung durch die moderne Medizin viel mehr an den Nebenwirkungen der Dauermedikation leiden als durch die primäre Krankheit.

Ayurveda hat sich über Jahrtausende als ein ganzheitliches medizinisches System entwickelt. Der wissenschaftliche Stand der Ayurveda als Heilkunde in der Zeit zwischen 1500 v.Chr. bis 500 n.Chr. war erstaunlich fortschrittlich. Die Aufteilung der verschiedenen medizinischen Fachbereiche entspricht etwa dem Stand der modernen Medizin vor knapp hundert Jahren. Im Gegensatz zur modernen Medizin, die vorherrschend ein therapeutisches Konzept entwickelt hat, präsentiert sich Ayurveda auf drei Ebenen der grundmenschlichen Bedürfnisse. Gemäß der Definition von Ayurveda als Wissen oder Wissenschaft vom Leben bestehen drei Basismöglichkeiten:

- Erhaltung der eigenen Gesundheit,
- Bewußtwerdung des Ursprungs des Lebens,
- systematisches Vorgehen hinsichtlich der Diagnose der Krankheiten und der Behandlung von kranken Menschen im Sinne einer Heilkunde.

Das Konzept der grundkonstitutionellen *Tridosha*-Theorie von *Vata, Pitta* und *Kapha* wurde über Jahrtausende hinweg klinisch erprobt und durch die diagnostischen und therapeutischen Resultate bestätigt. Auch wenn die *Tridoshas* nach der heutigen wissenschaftlichen Terminologie nicht richtig übersetzbar sind, wären sie als basisphysio-psychologische Vorgänge im menschlichen Körper zu betrachten. Diese Aufteilung ist insoweit verständlich, als Ayurveda den menschlichen Organismus primär als eine untrennbare Einheit und sekundär nach den Organen und Systemen beurteilt.
Ein interessanter Aspekt von Ayurveda ist, daß die verschiedenen Therapien einschließlich der herbalen und mineralischen Medikamente gezielt auf die inhaltlichen Komponenten von *Tridosha* korreliert sind, d. h. einander bedingen, um in gegebenem Fall eine antagonistische und dadurch stabilisierende Auswirkung auf die *Tridoshas* zu haben. Dieses Prinzip ist deshalb wichtig, weil die auf die *Tridoshas* abgestimmten Medikamente im menschlichen Organismus praktisch keine Nebenwirkungen verursachen, vermutlich weil sie nicht als ›Fremdkörper‹ angenommen werden.
In seinem Buch über Ayurveda geht Hans H. Rhyner den klassischen Weg des ayurvedischen Konzeptes, beginnend mit Philosophie, pathophysiologischen und klinischen Aspekten bis hin zu gezielten Therapien. Der Autor gibt umfassende Erläuterungen zur Typologie hinsichtlich der Konstitutionslehre, schließlich geht er ausführlich auf die Ernährungslehre und den gesunden Tagesablauf für jeden Menschen ein. Dieses Konzept hat eine große Bedeutung für die heutige Gesellschaft mit ihren verschiedenen Arten von Streß und dessen Folgen, den negativen Umwelteinflüssen und der Gefahr eines Zusammenbruchs der Gesellschaftsnormen. Ein integriertes Vorgehen in bezug auf präventive und therapeutische Maßnahmen ist heute vor allem in westlichen Ländern zur Dämpfung der Kostenexplosion im Gesundheitswesen wichtig. Ein Mitwirken von Ayurveda im hiesigen Gesundheitssystem müßte nicht als Konkurrenz zur modernen Medizin angesehen werden, sondern als eine effektive Ergänzung im Bereich der vielen chronischen und psychosomatischen Krankheiten, die durch die moderne Medizin nur mangelhaft behandelbar sind.
Das vorliegende Buch ist nicht nur für Mediziner, sondern auch für diejenigen Menschen geeignet, welche an der ayurvedischen Heilmethode interessiert sind. Schließlich gibt es einen Impuls zu Forschungsarbeiten, sowohl im Bereich der Grundlagen wie *Tridoshas*, als auch hinsichtlich der gezielten therapeutischen Methoden wie Panchakarma. Das pathophysiologische Konzept in Ayurveda zeigt große Ähnlichkeiten zu funktionellen Vorgängen bezüglich Streß und dem Wirkungsmechanismus des Immunsystems. Eine aktive Zusammenarbeit der ayurvedischen Ärzte mit Ärzten der modernen Medizin und anderen Naturwissenschaftlern würde sowohl dem gesunden als auch dem kranken Menschen dienen.
Ein erster Schritt in dieser Richtung besteht bereits in der Organisation der wissenschaftlich geführten Ayurveda Clinic in Walzenhausen/AR in der Schweiz, wo die diagnostischen Aspekte der modernen Medizin mit den therapeutischen Resultaten gemäß Ayurveda korreliert werden.

1

Ayurveda – Mutter der Medizin

Ithihasa

Historischer Rückblick: Legende und Überlieferung

Ayurveda ist das allumfassende Wissen vom Leben. Ihr Ursprung ist eng mit der Entstehung der menschlichen Kultur verbunden, mit der sie sich über die Jahrtausende hinweg bis zum heutigen Tag weiterentwickelt hat. Der Begriff Ayurveda setzt sich aus den beiden Sanskritwörtern *Ayus* = Leben und *Veda* = Wissen zusammen. Ayurveda wurde nie als Geheimlehre verstanden. Ihre unorthodoxe Philosophie, die auch Elemente von Atheismus enthält und ihre Wurzeln in der matriarchalischen Tantra-Lehre hat – deshalb wird in diesem Buch die feminine Form gewählt, wie es der altindischen Auffassung von Ayurveda entspricht –, verleiht ihr äußerste Flexibilität und machte es in der Vergangenheit auch möglich, sie in die Kulturen der Chinesen, Tibeter, Griechen und Araber einzubetten. So konnte sich Ayurveda in den verschiedensten Formen auf der ganzen Erde als die »Mutter der Medizin« verbreiten.

In ferner Zeit versammelte sich der Rat der Weisen, um Erfahrungen in den verschiedensten Wissensgebieten untereinander auszutauschen. Wichtige Entdeckungen, Schlußfolgerungen, ja sogar Widersprüche wurden sorgfältig notiert. Einige dieser Weisen, deren einziges Anliegen das Wohl aller Lebewesen war, besaßen außerordentliche Fähigkeiten zur tiefsten Kontemplation, durch welche sie in der Lage waren, die feinsten Zusammenhänge der Realität zu verstehen.

Mit der Zeit entstanden so die sechs philosophischen Systeme *(Darshanas)*:

Die Schule der Logik von *Nyaya*, die atomare Theorie von *Vaiseshika*, die Evolutionsthese und das kausale Axiom von *Sankhya*, die Disziplin von Körper und Geist von *Yoga*, der Weg des richtigen Handelns von *Mimasa* sowie das geläuterte esoterische Wissen von *Vedanta* – sie alle finden wir Seite an Seite in der Ayurveda.

Diese Art der Wissensaneignung wird *Sruti* genannt, was wörtlich bedeutet: »Etwas, das gehört werden kann, ohne daß eine andere Person anwesend ist.« In unserem Sprachgebrauch nennt man dieses Phänomen »direkte Offenbarung«, und es ist bekannt, daß jede Kultur Bestandteile solchen Wissens enthält.

Dieser Prozeß findet auch seinen Platz in den modernen Naturwissenschaften, wo ein Forscher nach jahrelanger intensiver Arbeit plötzlich die Lösung findet, da sie ja nicht neu, sondern schon immer bestanden hat.

Zu den *Srutis* gehören die »*Veda*« und »*Upanishad*«.

Im Gegensatz dazu stellen die »*Smritis*« Aufzeichnungen von Wissen dar, welches von Meister zu Schüler weitergegeben wurde. Die *Puranas*, *Ramayana*, *Mahabharata*, *Vedangas*, *Sutras* und *Dharmashastra* werden den *Smritis* zugeordnet. Obwohl Ayurveda als Zweig der *Atharvaveda* gilt, hat sie eine konsistente eigenständige Philosophie entwickelt, die eindeutig frei von der sogenannten »primitiven«

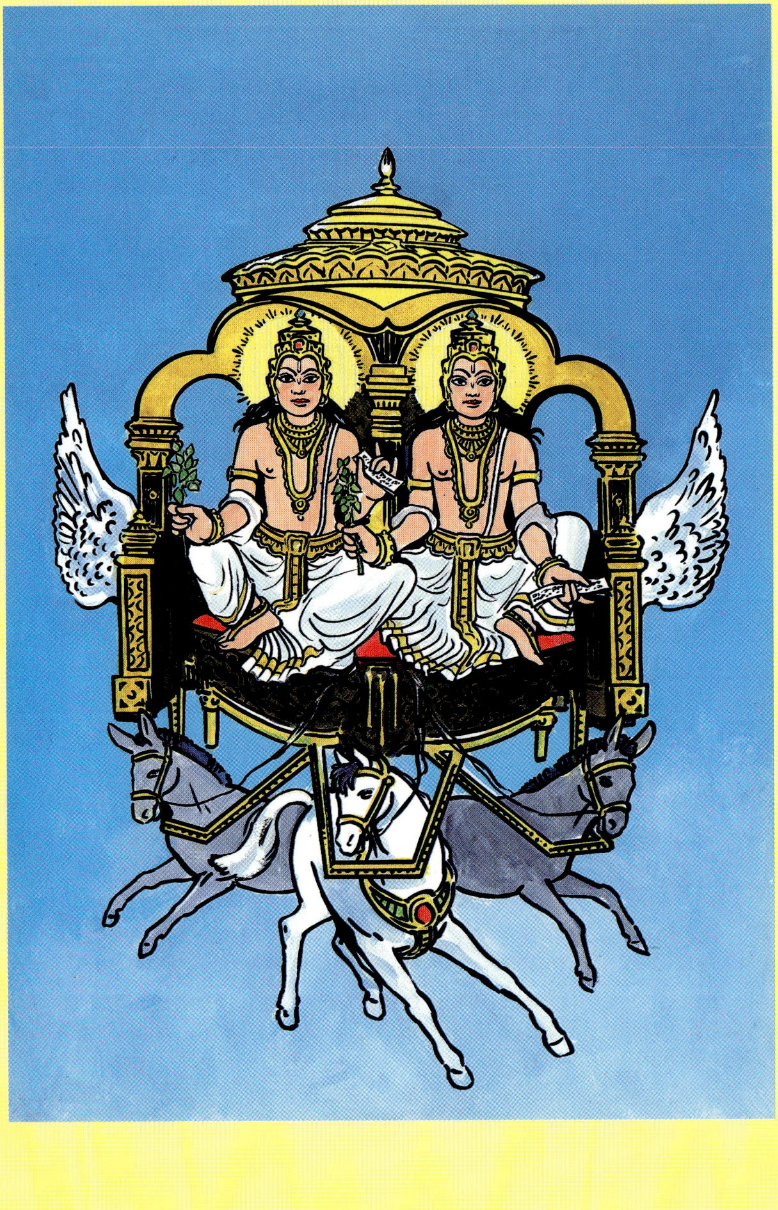

Skizze nach einer antiken Darstellung des göttlichen Ärzte- und Zwillingspaares Ashwini.

Mentalität ist, welche die magischen Rituale erfüllte, was bei ihrem Alter äußerst bemerkenswert ist.

Die Legende erzählt, daß ATREYA, ein vedischer Weiser und Verfasser des fünften Buches der »*Rigveda*«, das erste menschliche Wesen gewesen sein soll, das die Götter die Kunst und Wissenschaft der Medizin lehrten. Jener Rat der Weisen konnte nicht mehr länger mitansehen, wie Menschen und Tiere unter zunehmenden Krankheiten litten. Sie bestimmten ATREYA, von höheren Lebewesen das Wissen der Ayurveda zu erlernen. Als Götter oder *Devtas* werden menschenähnliche Lebewesen bezeichnet, die dank einer anderen Zusammensetzung ihres Körpers eine größere Lebenserwartung und spezielle Fähigkeiten besitzen, welche über die der Menschen hinausgehen. Er begab sich dazu in eine andere Dimension oder auf einen anderen Planeten, wo Indra der Götterkönig herrschte. Große Persönlichkeiten sollen seit jeher mit Hilfe von Flugmaschinen oder per Astralkörper in der ganzen Galaxie herumgereist sein. Interessant in diesem Zusammenhang ist auch die Erwähnung der Relativität der Zeit auf den verschiedenen Planeten. Zum Beispiel fand MUCUKUNDA, der sich für längere Zeit auf höheren Planetensystemen aufgehalten und dort an intergalaktischen Schlachten teilgenommen haben soll, nach seiner Rückkehr auf die Erde keinen seiner Familienangehörigen mehr vor, da dort bereits Tausende von Jahren vergangen waren.

ATREYA sprach nun wie folgt zu dem Götterkönig, welcher wie die Sonne leuchtete: »O Monarch der Götter, du regierst nicht nur die himmlischen Sphären, sondern alle drei Planetensysteme, denn so hat es der Schöpfer gewünscht. Die Welt der Menschen ist von Krankheit befallen, unter der die Menschheit fürchterlich leidet. Zeige dein Mitleid und lehre mich die Wissenschaft vom Leben.«

Nachdem sich Indra von den brillanten intellektuellen Fähigkeiten des ATREYA überzeugt hatte, unterwies er den Weisen in der Ayurveda, welche er selbst von dem göttlichen Ärzte- und Bruderpaar ASHWINI erlernt hatte. Die ASHWINIS wurden ihrerseits von DAKSHA unterwiesen, der die Aufgabe hatte, das Universum mit Lebewesen zu füllen. Und dieser war von seinem mächtigen Vater Brahma, dem ersten Lebewesen des Universums, unterrichtet worden.

ATREYA, der Hervorragendste unter den Weisen, verfaßte darauf in seinem Namen eine Abhandlung, die er an seine Schüler AGNIVESHA, BHELA, JATUKARNA, PARASARA, KSIRAPANI und HARITA weitergab. Jeder dieser Schüler schrieb seinen eigenen Kommentar, wovon heute noch das Werk von AGNIVESHA in der Form der »*Caraka-Samhita*« praktisch vollständig vorhanden ist, während von den Büchern von BHELA und HARITA nur noch Fragmente aufzufinden sind. In diesen Texten wird erstmals die Aufteilung von Ayurveda in acht verschiedene Fachrichtungen vorgenommen (*Astanga-Ayurveda*):

1. Allgemeine Medizin
(*Kaya-Cikitsa*)
Diese Disziplin beinhaltet die Ursachen- und Symptomforschung, Heilmethoden und therapeutische Maßnahmen allgemeiner Erkrankungen.

2. Pädiatrie / Kinderheilkunde *(Bala-Cikitsa* oder *Kaumarabhritya)*

3. Psychiatrie / Wissenschaft von den seelischen Störungen und Geisteskrankheiten *(Bhuta-Vidya* oder *Graha-Cikitsa)*

4. HNO / Hals-, Nasen-, Ohrenheilkunde und **Ophthalmiatrie** / Augenheilkunde *(Urdhvanga-Cikitsa* oder *Salakya)* Diese Fachrichtung besteht aus kleiner Chirurgie bei Organen, die über dem Schlüsselbein gelegen sind.

5. Chirurgie / Lehre von der operativen Behandlung krankhafter Störungen und Veränderungen des Organismus *(Salya-Tantra)*

6. Toxikologie / Lehre von den Giften und den Vergiftungen des Organismus *(Agada-Tantra)*

7. Geriatrie / Altersheilkunde *(Rasayana)*

8. Sexualheilkunde *(Vajikarana)*

Hinzu kommt noch ein ausführliches Veterinärwesen.

Lehrinstitutionen damals und heute

Die moderne Schulung von Ayurveda ist mit ihrem Ursprung und ihrer Entwicklung eng verbunden. Seit jeher bestanden drei allgemein anerkannte Lehrinstitutionen, und ein Schüler konnte aus diesen seine Wahl treffen: Erstens konnte er von einem Meister lernen, indem er mit diesem lebte und arbeitete. Zweitens konnte er in eine Schule eintreten, wo verschiedene Studenten mit Lehrmeistern zusammenlebten. Diese Schulen lagen meistens in entlegenen Gebieten. Die dritte Möglichkeit boten die organisierten Lehrfakultäten in den großen Städten wie Taxila, Kashi, Vidaha oder Nalanda, die schon im 7. Jahrhundert v. Chr. Studenten aus allen Himmelsrichtungen anlockten.
Die Universitätsstadt Taxila, nahe dem heutigen Rawalpindi in Pakistan gelegen, erlangte dank ihrer medizinischen Fakultät weithin Berühmtheit. Historisch belegbare Berichte liegen von PLINIUS und STRABO sowie von späteren Geschichtsschreibern vor, die Alexander den Großen nach Indien begleiteten. Berühmte Gelehrte wie PANINI, JIVAKA, BHIKSHU, VYADI, NAGARJUNA, DEVA, BRAHMADATTA und JUNAHA graduierten dort oder waren mit Taxila sehr eng verbunden.

Ein anderes berühmtes Lernzentrum war Nalanda im heutigen Bihar, wo das Studium von Ayurveda obligatorisch war. Die Blütezeit dieser Universität reichte vom 5. bis ins 12. Jahrhundert. Chinesische Pilger wie HIUEN T-SANG und I-TSING studierten dort für mehrere Jahre. Der Campus war mehr als ein Quadratkilometer groß. Die Gebäude, zum Teil sechsgeschossig, bestanden aus acht großen Hallen und dreihundert Hörsälen. Die Bibliothek war in drei großen Gebäuden untergebracht. Über fünfzehnhundert Professoren und zehntausend Studenten bevölkerten die Stadt. Kleidung, Mahlzeiten, Behausung sowie die Schulung waren kostenlos und wurden von Königen und wohlhabenden Bürgern subventioniert.

Eine andere wichtige Lehrinstitution, die sich in Chirurgie spezialisiert hatte, war Kashi, das heutige Benares. In Vidaha wurde unter NIMI vor allem *Salakya* (HNO) gelehrt, und verschiedene südindische Fakultäten etablierten sich in *Rasashastra* (Herstellung von mineralischen Medikamenten) und Toxikologie.

Im Mittelalter wurden praktisch alle Ayurveda-Universitäten von den über Jahrhunderte andauernden Invasionen zerstört. Die englischen Herrscher brachten die moderne Schulmedizin und etablierten entsprechende Universitäten. Es ist nur der Meister-Schüler-Tradition zu verdanken, daß Ayurveda überhaupt bis zum heutigen Tag überleben konnte. Erst nach der ersten indischen Revolution 1857 (die Engländer nennen sie noch heute »die große Meuterei«) wurde vielen Indern klar, wie wichtig der Erhalt der eigenen sozialen und kulturellen Traditionen war. Der gleiche revolutionäre Geist führte 1885 zur Gründung des indischen Kongresses, der sich unter anderem auch zum Ziel setzte, Ayurveda zu fördern. Noch 1917 wurde ein Gesuch um Eröffnung einer Ayurveda-Universität in Bihar mit der Begründung abgelehnt, daß die (britische) Regierung nur die moderne westliche Medizin anerkenne. Erst am 13. Februar 1921 konnte Mahatma Gandhi in Delhi das Tibbi College für Ayurveda und Unani-Medizin eröffnen, und andere folgten bald.

Heute bestehen in Indien circa 55 staatliche und 70 private Universitäten und Lehrinstitutionen für Ayurveda. Die Regierung schreibt vor, daß jeder Universität beziehungsweise jedem College ein Universitätsspital angegliedert ist. In Sri Lanka, Nepal, Malaysia, Indonesien, Bangladesh und Pakistan existieren ähnliche Institutionen. Die Ausbildung zum Ayurveda-Mediziner dauert elf Semester. Doktorate in verschiedenen Fachrichtungen sind auch möglich. Über zweitausend Dissertationen und Forschungsarbeiten liegen in den verschiedenen staatlichen Institutionen vor und legen Zeugnis ab vom neuen Forschungsdrang in dieser uralten Wissenschaft.

Die klassischen Lehrbücher

Ayurveda kann mit Stolz auf einen reichen Schatz an klassischer medizinischer Literatur zurückblicken. Die zum Teil über 3500 Jahre alten Texte werden noch heute als offizielle Lehrbücher verwendet, was als äußerst bemerkenswert bezeichnet werden darf. Unter ihnen nimmt die »Große Trilogie« *(»Brihat Trayi«)* einen wichtigen Platz ein. Diese Triologie besteht aus den Werken *»Caraka-Samhita«*, *»Susruta-Samhita«* und *»Astanga-Samgraha«*.

Brihat Trayi

»Caraka-Samhita«
Dieser Band ist das älteste rein medizinische Werk, und obwohl heute das Originalmanuskript nicht mehr vorliegt, ist es uns doch praktisch vollständig erhalten geblieben. Mindestens vier Autoren waren an diesem Werk beteiligt: Ursprünglich Atreya, dann sein direkter Schüler Agnivesha; später wurden verschiedene unvollständige Abschriften

Die erste englische Ausgabe der »Caraka-Samhita« (1949) und Nadkarnis Indian Materia Medica (1908).

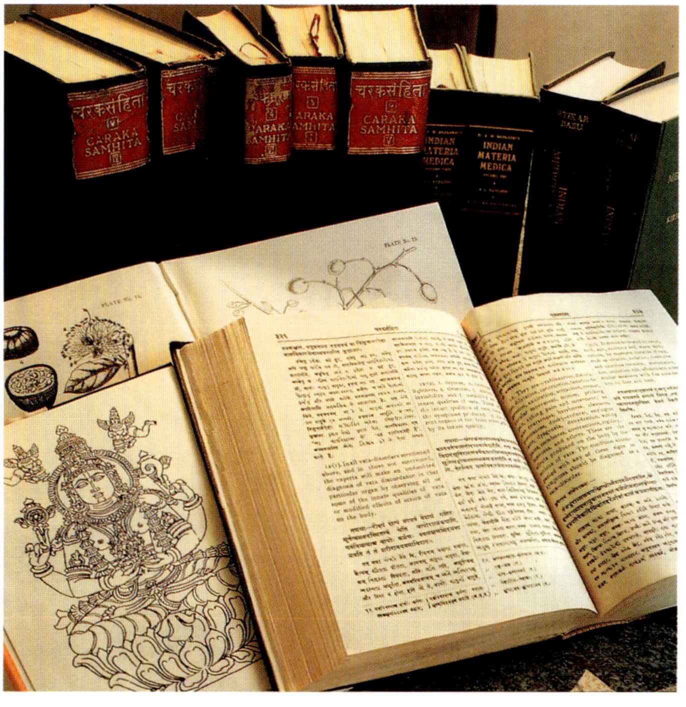

von DRIDHABALA und CARAKA gesammelt und wieder in einem Werk vereinigt. *»Caraka-Samhita«* ist in acht Teile *(Sthanas)* und diese wiederum in Kapitel aufgegliedert:

□ Das erste Buch *(»Sutra-Sthanam«)* ist eine Zusammenfassung der ganzen Materie. Sie beginnt mit einer Einführung in Gesundheit und Medizin, Hygiene, Prophylaxe, Diätetik und Lebenskunde. Darauf folgen die vier Aspekte einer erfolgreichen Behandlung: Arzt, Medikament, Patient und Pfleger. Öl- und Schwitzkuren sowie Krankheitsursachen werden nachfolgend beschrieben, ebenso werden Hinweise zum Bau eines Spitals gegeben. ATREYA bemerkt, daß eine vom Blitz getroffene Person größere Überlebenschancen hat als ein Patient, der von einem Quacksalber behandelt wird.

□ Das zweite Buch *(»Nidana-Sthanam«)* beinhaltet die Pathologie von acht wichtigen Erkrankungen (Fieber, Blutung, Tumorerkrankungen, Harnwegserkrankungen, Hautkrankheiten, allgemeiner Verfall des Körpers oder einzelner Organe, Geisteserkrankungen und Epilepsie). Jede Krankheit wird entsprechend ihrer Ursache, Manifestation, Untergruppen, diagnostischer Hilfsmittel und Behandlung im einzelnen beschrieben.

□ Das dritte Buch *(»Vimana-Sthanam«)* behandelt die Bereiche Chemie, Physiologie, Anatomie, Epidemiologie, Infektionskrankheiten, die drei diagnostischen Instrumente (Observation, Inferenz und Befragung), Zirkulations-, Verdauungs- und Ausscheidungsfunktionen, Parasitenerkrankungen und verschiedene Lehrmethoden für den Medizinstudenten. Auf die Frage von AGNIVESHA, was die Begriffe von zeitigem und unzeitigem Tod bedeuteten, da jede Person doch eine nicht zu bestimmende Lebenserwartung habe, antwortete ATREYA, daß eine makelose Achse eines Wagens durch natürliche Abnutzung ihre Lebensdauer verbraucht. Gleichwohl verbraucht sich die Lebensspanne eines Menschen und er stirbt einen zeitigen Tod. Andererseits verbraucht sich die Achse um so schneller, je mehr der Wagen beladen wird, durch unqualifiziertes Fahren, schlechte Straßen, Mangel an Wartung oder Schmierung und so weiter. So kommt auch die Lebensdauer zu einem vorzeitigen Ende, nämlich durch Überbelastung, schlecht verdaubare Nahrung, unregelmäßige Essenszeiten, unnatürliche Körperhaltung, übermäßige sexuelle Betätigung, Unterdrückung der natürlichen und Ausleben der unnatürlichen Körperdränge, Befall von Mikroorganismen, giftige Winde (Luftverschmutzung), Feuer, Verletzungen, Einnahme von falscher Nahrung oder falschen Medikamenten sowie durch fehlerhafte medizinische Manipulation.

□ Das vierte Buch *(»Sharira-Sthanam«)* lehrt die menschliche Anatomie, Fortpflanzung und Schwangerschaft, die Entwicklung des Fötus im Mutterleib, die Rolle von Muttermilch bis hin zu Spielzeug und Amulette für das Neugeborene.

□ Das fünfte Buch *(»Indriya-Sthanam«)* zeigt die symptomatologische Diagnose und Prognose. Ein großer Teil handelt von den Anzeichen des nahen Todes eines Patienten.

□ Das sechste Buch *(»Cikitsa-Sthanam«)* ist der wichtigste Teil für den praktizierenden Arzt, da es eine große Anzahl von Therapien und Medikamenten beschreibt.

□ Das siebte Buch *(»Kalpa-Sthanam«)* beinhaltet diverse Formeln und Pharmazeutika, die speziell den Brechreiz anregen, ebenso abführende Therapien.

□ Das achte Buch *(»Siddhi-Sthanam«)* behandelt die klassischen Entschlackungsmethoden der Ayurveda, *Panchakarma.*

Die Materia Medica der *»Caraka-Samhita«* enthält 341 Rezepturen aus dem Pflanzenreich, 177 tierische sowie 64 mineralische und metallische Medikamente. Dieses Werk wurde ins Persische und etwas später im 8. Jahrhunder von Ali-ibn-Zain aus Tarbistan ins Arabische übersetzt. Der Name *Sharaka Indianus* findet sich auch in der lateinischen Übersetzung von Rhazes (680 n.Chr.) und Avicenna.

»Susruta-Samhita«

Dieses Werk beschreibt die chirurgische Tradition der indischen Medizin. Als Autor wird der Gelehrte SUSRUTA betrachtet, der vor über 3000 Jahren gelebt haben soll. *»Susruta-Samhita«* gilt als eines der vier Hauptwerke über die Chirurgie und ist das einzige, heute noch erhaltene Werk, obwohl nicht in seiner ursprünglichen Form. Die Meisterlinie geht direkt auf DHANVANTARI, einer Inkarnation Vishnus, zurück, der SUSRUTA unterwiesen haben soll. Jedes Kapitel beginnt mit *»Yathovaca Bhagavan Dhanvantari Susrutaya«* oder »So wie der verehrte Dhanvantari Susruta lehrte«. *Dhanvantariyas,* wie die Chirurgen damals genannt wurden, waren bereits zur Zeit von CARAKA bekannt.

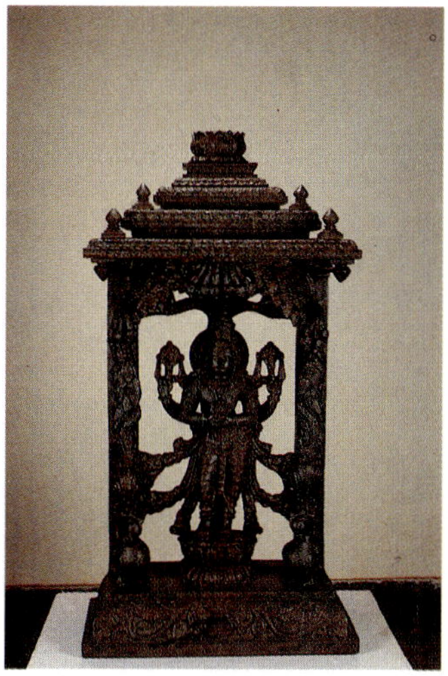

Skulptur von DHANVANTARI, dem Schutzpatron der Ärzte und der Kranken.

»Susruta-Samhita« besteht aus 6 Büchern und 184 Kapiteln, wobei das letzte Buch ein späterer Anhang ist. Dieses wohl bedeutendste klassische Werk der Chirurgie blieb bis heute an den medizinischen Fakultäten Europas und Amerikas gänzlich unbekannt, obwohl seit 1876 eine englische Übersetzung von Hoernle, Kunte und anderen besteht. Es paßte einfach nicht in das Bild der modernen abendländischen Wissenschaft, daß andere Kulturen das Pulver schon längst erfunden hatten. Man konnte ja schließlich keinen Nobelpreis an Personen vergeben, die vor über 3000 Jahren gelebt haben. Daß die gleichen Forscher aber zum Teil kräftig aus diesen Werken abgeschrieben haben, läßt sich recht leicht belegen.

76 Augenkrankheiten, wovon 51 chirurgisch behandelt werden konnten, werden in *»Susruta-Samhita«* beschrieben. Der Autor zählt 101 stumpfe und 20 scharfe chirurgische Instrumente auf, welche den heutigen Instrumenten verblüffend ähnlich sehen. Die menschliche Hand als das wichtigste chirurgische Instrument wird mitgezählt.

Chirurgische Eingriffe wurden möglichst restriktiv gehandhabt und nur in Fällen angewandt, wo andere Maßnahmen keinen Erfolg versprachen. SUSRUTA unterscheidet acht Gruppen der Chirurgie:

1. Inzisionen (Einschnitte) wurden bei tiefen Abszessen, Auswüchsen, Erysipel (Wundrose), angeschwollenen Hoden, Karbunkel (Furunkel), Ulcera und Fisteln empfohlen.

2. Exzisionen (Herausschneiden von Gewebe) wurden bei folgenden Indikationen ausgeführt: Analfisteln, Molen, Wundrändern, Tumoren, Auswüchsen, Ulcera, Fremdkörpern in Knochen und Fleisch.

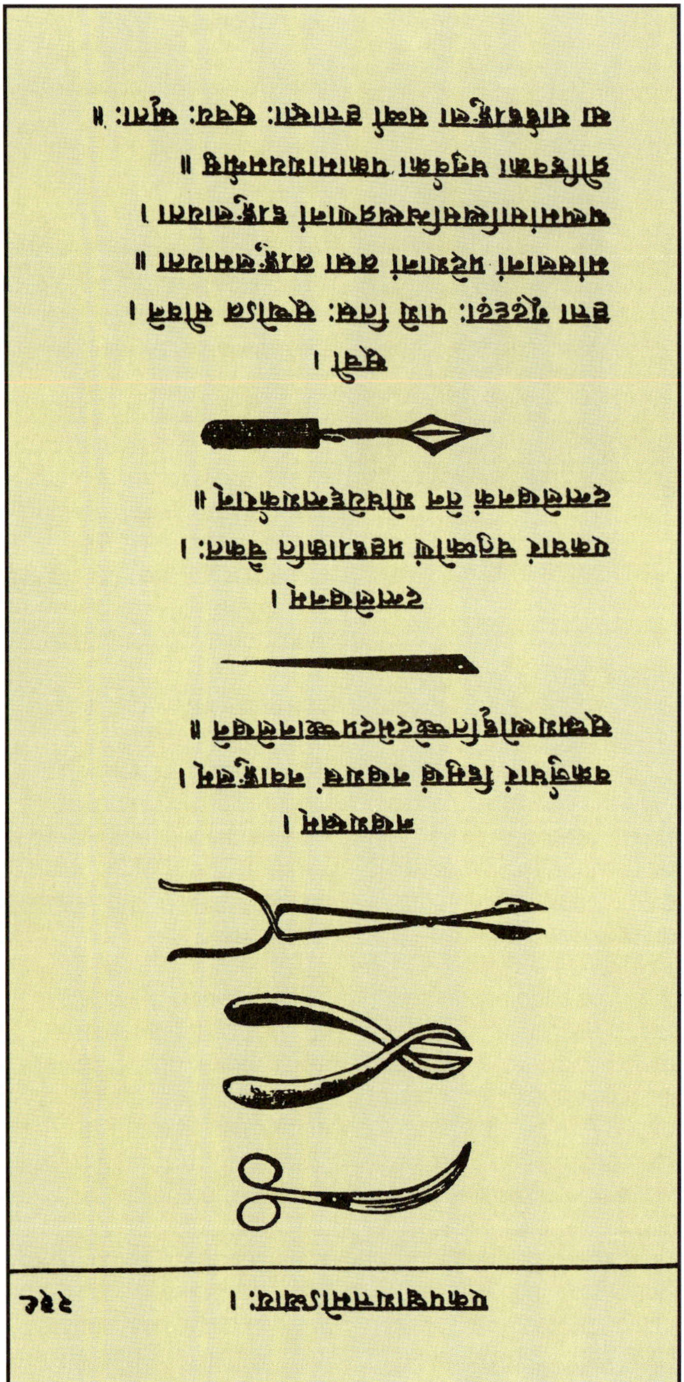

Von Susruta benutzte chirurgische Instrumente, abgebildet in dem 1929 in Kalkutta erschienenen Buch »Ayurveda-Vijnanam« von Vinod Lal Sengupta.

3. Skarifikation (Einschnitt oder Stich in die Haut zur Blut- oder Flüssigkeitsentnahme) wurde bei Halsentzündungen, Leukoderma und Tumoren auf der Zunge indiziert.

4. Punktiert (Entnahme von Flüssigkeit aus Körperhöhlen mit Hohlnadel) wurde bei erkrankten Venen, Hydrozele (Ansammlung von wäßriger Flüssigkeit in der Tunica vaginalis des Hoden) und Wassersucht.

5. Sondiert (mit einer Sonde untersucht) wurde bei schlecht verheilenden Wunden oder Wunden, die Fremdkörper enthielten.

6. Die **Extraktion** (operatives Entfernen) kam bei Fremdkörpern, Zahnstein und zur Entfernung eines toten Embryos aus dem Mutterleib zur Anwendung.

7. Die **Entleerung** wurde bei lokalen Schwellungen, Blutvergiftung, Pusteln, Abszessen und leprösen Hauterkrankungen angewandt.

8. Genäht wurden offene Wunden und Verletzungen an Gelenken.

Neben relativ einfachen operativen Eingriffen wurden aber komplexe Operationen wie plastische Chirurgie, Hauttransplantationen und Amputationen ausgeführt. Eine Anästhesie wurde beim Patienten zwar meistens durchgeführt, kann heute aber nicht mehr nachvollzogen werden. Das Inhallieren bestimmter Drogen zum Einschläfern und andere zum Aufwecken des Patienten werden ohne genügend Details beschrieben. Hingegen sind heute noch verschiedene Heilpflanzen bekannt, die eine antibiotische Wirkung aufweisen und verhinderten, daß der Patient nach dem operativen Eingriff an Entzündungserkrankungen verstarb.

Die Medizinstudenten von damals mußten ihre chirurgischen Fähigkeiten wie heute an toten menschlichen Körpern üben. In der Zeit des frühen Buddhismus wurden solche Praktiken strikt verboten, und damit begann der Untergang der ayurvedischen Chirurgie. Der Vorgang war im Altertum der gleiche wie in der Moderne: Wenn einer Forschungsanstalt die finanziellen Mittel gekürzt oder gestrichen und Arbeitsmöglichkeiten reduziert werden, dann bedeutet dies, daß sie in kürzester Zeit von der internationalen Bühne verschwindet. Wir müssen uns deshalb nicht verwundern, daß der chirurgische Zweig der Ayurveda nach 2000 Jahren ohne Forschungsmittel ins Hintertreffen geraten ist. Erst in diesem Jahrhundert wurde von einigen indischen Universitäten der Versuch unternommen, die beiden Disziplinen wieder zusammenzuführen. So mußten an der Universität in Benares künftige Ayurveda-Ärzte neben Ayurveda auch moderne Chirurgie studieren.

Die »*Susruta-Samhita*« setzt sich mit 1120 Krankheiten auseinander, unterteilt in Verletzungs-, Alters- und Geisteskrankheiten. 700 Heilpflanzen, 57 tierische und 64 mineralische Präparate werden in diesem Werk behandelt. Um 800 n.Chr. übersetzte Ibn Abillsaibial die »*Susruta-Samhita*« ins Arabische unter dem Titel »*Kitab-shah-shun-al-hindi*«.

»*Astanga-Samgraha*«

Vom letzten und jüngsten der drei Hauptwerke schreibt der chinesische Pilger I-TSING um 500 n. Chr., daß die vielen früheren Werke der indischen Medizin jetzt von VAGBHATA in einem neuen Werk zusammengefaßt wurden. VAGBHATA wurde in Sindh (Provinz im heutigen Pakistan) geboren und lernte Ayurveda von seinem Vater und einem buddhistischen Mönch namens AVALOKITA. Die Historiker streiten sich auch hier um eine genaue Datierung, die von 200 vor bis 500 nach Christus reicht. VAGBHATA war wahrscheinlich Buddhist, worauf verschiedene Anmerkungen in seinem Buch hinweisen. Der Buddhismus hat sicherlich dazu beigetragen, daß sein Werk über Tibet und China bis nach Japan drang.

VAGBHATA ist der erste Autor, der das Konzept der medizinischen Astrologie in seinen Schriften erwähnt. Er beschreibt, wie Krankheiten, wenn sie unter verschiedenen astrologischen Konstellationen ihren Ursprung haben, auch verschiedene Krankheitsverläufe nehmen. Seine Kompilation »*Astanga-Samgraha*« besteht aus 6 Büchern und 150 Kapiteln. Der Name *Astanga* deutet an, daß sich dieses Werk mit der achtfaltigen Ayurveda *(Astanga-Ayurveda)* befaßt.

□ Das erste Buch der »*Astanga-Samgraha*« stellt mit seinen 40 Kapiteln eine exzellente Einführung in die Thematik dar. Hier werden Gesundheit, ein langes beschwerdefreies Leben, richtige Ernährung, persönliche Hygiene (erst seit Ende des 19. Jahrhunderts ein Lehrfach an den medizinischen Fakultäten Europas), Krankheitsursachen, Jahres- und Tageszeiten sowie ihr Einfluß auf den menschlichen Organismus, Art und Klassifikation der Drogen, Bedeutung des Geschmacks, Bioenergien, therapeutische Maßnahmen, chirurgische Eingriffe und Aderlaß behandelt.

□ Das zweite Buch mit seinen 12 Kapiteln beschreibt die menschliche Anatomie, die Schwangerschaft und mögliche Komplikationen bei der Geburt, die individuelle Konstitution und verschiedene Prognosehilfen.

□ Das dritte Buch behandelt in 16 Kapiteln Diagnostik und Pathologie.

□ Das vierte Buch mit 24 Kapitel zeigt im einzelnen die Behandlungen der im letzten Buch beschriebenen Krankheiten auf.

□ Das fünfte Buch behandelt in 8 Kapiteln Therapien wie therapeutisches Erbrechen, Abführ- und Einlaufkur sowie Komplikationen, die bei diesen Maßnahmen auftreten können und die dafür verwendeten Medikamente.

□ Das sechste Buch mit 50 Kapiteln stellt den ausführlichsten Teil der »*Astanga-Samgraha*« dar und füllt die Lücken in den Fachrichtungen, die in den vorhergehenden Büchern nicht oder unvollständig behandelt wurden.

Der gleiche Autor verfaßte ein weiteres berühmtes Werk, die »*Astanga-Hridaya*«, welches eine Kurzfassung der »*Astanga-Samgraha*« darstellt und wegen seiner Übersichtlichkeit äußerst beliebt ist. Es existieren 37 Kommentare, eine frühe tibetanische und eine arabische Übersetzung sowie eine deutsche Übersetzung von L. Hilgenberg und W. Kirfel, Leiden 1937. An der ersten vollständigen englischen Übersetzung der »*Astanga-Samgraha*« arbeitet zur Zeit Professor M. Mahadeva Shastry am Ayurveda Research Centre International in Bangalore. Dieses Werk ist immens und setzt größte Kenntnisse von Sanskrit sowie medizinisches Wissen voraus. Deshalb ist die Arbeit bis zum heutigen Tag noch nicht vollendet.

Laghu Trayi

Aus der großen Anzahl von neueren Texten der Ayurveda stechen wiederum drei Werke hervor, die sogenannte »Kleine Trilogie« *(»Laghu Trayi«)*.

»Madhava-Nidana«

Der wichtigste Autor Madhava verfaßte um 700 n.Chr. die »*Roga Viniscaya*«, bekannter als »*Madhava Nidana*«, ein populäres und bis heute viel gebrauchtes Buch über Pathologie. Es beschreibt Krankheitsursachen, Pathologie, Symptomatologie und Prognose, jedoch ohne Behandlungsangaben. Kaum fünfzig Jahre später wurde »*Madhava Nidana*« auf Anordnung des Kalifen Harun-al-Rashid ins Arabische übersetzt. Mario Vallduri übersetzte die ersten fünf Kapitel ins Italienische unter dem Titel »Saggio de versione del madhava nidana«. Publiziert wurde dieses Manuskript 1913-14 vom *Giornale della societa asiatica-italiana* in Florenz. G.J. Meulenbeld fertigte eine erste englische Übersetzung mit dem Titel »The Madhava Nidana and its chief commentary« an, die 1974 von E.J. Brill für Orientalo-Rheno-Traiectina in Leiden herausgegeben wurde.

»Sarangadhara-Samhita«

Das zweite Buch in dieser Trilogie entstand um 1226. Wie der Verfasser namens Sarangadhara erwähnt, sollte es als Handbuch für den praktischen Arzt dienen. Dazu behandelt er im ersten Teil Terminologie, Gewichte, Maße, Zeitpunkt zum Einsammeln von Heilkäutern, Definition von pharmazeutischen Begriffen, Pulsdiagnose und anderes mehr. Im zweiten Teil kommen Zusammensetzung, Zubereitung und Anwendung von Medikamenten zur Sprache, und im letzten Teil folgen, im einzelnen beschrieben, die verschiedenen therapeutischen Maßnahmen wie Öl- und Schwitzkuren, Einläufe, Inhalation, Gurgeln, Aderlaß et cetera.

Das spezielle Verdienst von SARANGADHARA besteht darin, daß er der erste indische Autor ist, der

1. Pulsuntersuchungen *(Nadi Pariksha)* zu diagnostischen Zwecken anwendet,
2. den Mechanismus des Sauerstoffaustausches erwähnt,
3. klare pharmakologische Terminologien schafft,
4. Opium und andere Heilsubstanzen in seine Materia Medica aufnimmt,
5. die Technik, mittels derer Medikamente »durch eine künstliche Wunde« direkt in den Blutstrom eingegeben werden (Injektion), erwähnt, und
6. die erste Beschreibung von Drakunkulose (Befall mit Guineawurm, dem längsten im Menschen lebenden Fadenwurm) gibt, wobei seine Therapie noch heute die einzige Möglichkeit darstellt, um diese schrecklichen, bis über einen Meter langen, im Gewebe festsitzenden Parasiten ohne Verstümmelung loszuwerden.

Erst 1984 wurde dieses Werk von K.R. Srikanta Murthy in eine europäische Sprache, nämlich ins Englische, übersetzt.

»Bhava-Prakasa«

Dieses jüngste Kompendium wurde von BHAVA MISRA 1558 verfaßt. Es ist ein medizinisches Standardwerk, basierend auf Ursache, Symptom und Heilung einer Erkrankung. Die Liste der Erkrankungen und Behandlungen wurde auf den neuesten Stand gebracht; so wird hier erstmals die Syphilis erwähnt, die mit den portugiesischen Seefahrern Einzug in den indischen Subkontinent hielt.

Moderne Einsatzmöglichkeiten

Ayurveda bietet auch in unserer Zeit vielversprechende Einsatzmöglichkeiten, da trotz großartiger Fortschritte in der modernen Medizin viele Krankheiten und Leiden ohne richtige Behandlungsmöglichkeiten bleiben, insbesondere bei metabolischen (den Stoffwechsel betreffenden), systemischen (den ganzen Organismus betreffenden) und psychosomatischen (den seelisch-körperlich betreffenden) Erkrankungen. Ayurveda verfügt über Jahrtausende erprobte und erfolgreiche Behandlungskonzepte bei chronischen Krankheiten. Da Ayurveda Gesundheit und Krankheit in einer umfassenden, ganzheitlichen Art betrachtet unter Berücksichtigung der spezifischen Qualitäten der Persönlichkeit und soziokulturellen Situation eines Individuums, kann sie überall und zu jeder Zeit angewendet werden. Jede Art von Skepsis, daß Ayurveda für den abendländischen Menschen nicht geeignet sei, kann deshalb ausgeschlossen werden. Außerdem kommt noch hinzu, daß Ayurveda seit Jahrhunderten, wenn nicht Jahrtausenden, wichtige Beiträge zu unserem medizinischen Verständnis geliefert hat, welche über die griechische, römische oder graeco-arabische Kultur zu uns gelangt sind.

Die in den ayurvedischen Texten aufgeführten Krankheiten und Symptome lassen sich ohne weiteres in die Sprache der modernen Diagnosekonzepte übertragen. Eine Behandlung mit ayurvedischen Methoden kann somit dort eingesetzt werden, wo die moderne Schulmedizin versagt oder nicht die gewünschten Resultate erbracht hat. In vielen Fällen lassen sich ayurvedische Medikamente und Therapien in Kombination mit der bestehenden Behandlung mit chemi-

schen, pharmazeutischen oder homöopathischen Medikamenten anwenden, da eine Wechselwirkung durch die ayurvedischen Präparate nicht bekannt ist. Ayurvedische Heilmethoden können deshalb bei allen Personen eingesetzt werden, unabhängig davon, ob sie bereits früher in anderer Behandlung standen oder nicht.
Die zunehmende Zahl von chronisch Kranken und die damit verbundene Kostenexplosion im Gesundheitswesen sollten für Mediziner und Politiker Anlaß genug sein, die vielfältigen therapeutischen Möglichkeiten der Ayurveda auf ihre Einsetzbarkeit hin zu überprüfen. Ein Schritt in diese Richtung können akademische Fortbildungskurse für Schulmediziner und Forschungsprogramme bilden, welche auch nichtklinische Wissenschaftler miteinschließen sollten. Das breite Publikum verlangt nach neuen, naturnahen Behandlungsformen ohne schädliche Nebenwirkungen und wird sich letzlich nicht verwirren lassen durch den Widerstand aus dem Kreis der modernen Mediziner.

Die Lebenserwartung laut Ayurveda beträgt hundert Jahre, und jeder Mensch besitzt ein Anrecht darauf, diese Zeit gesund und bei voller Geistesgegenwärtigkeit zu verbringen. Die Mittel dazu legt Ayurveda in unsere Hände und zwar durch die Vermittlung der leiblichen, geistigen und seelischen Zusammenhänge, die Hinwendung zu natürlicher Lebensweise, die Ordnung des beruflichen und familiären Lebenskreises, eine Normalisierung des Stoffwechsels mittels geeigneter Diät sowie durch die Ausübung der automatischen Regulation und die Anregung des natürlichen Selbstheilungsbestrebens.

2

Philosophische und medizinische Grundlagen

Adisthana Tattva

Angewandte Prinzipien der sechs klassischen Denksysteme

Wie jede andere Naturwissenschaft benutzt Ayurveda bestehende Thesen, um Aufbau, Wirkung und andere Eigenschaften der Materie zu definieren. Einzigartig ist ihr ganzheitliches und pragmatisches Vorgehen.
Die Ayurveda integriert alle sechs klassischen Denksysteme *Sankhya, Yoga, Nyaya, Vaisheshika, Vedanta* und *Mimasa* (siehe unten). Ihre Namen mögen fremdartig klingen, doch wir finden dieselben Grundlagen in jedem philosophischen, religiösen oder wissenschaftlichen Denksystem wieder.

Zur Erklärung der wichtigsten Prinzipien wie die der fünf Elemente, drei Omnisubstanzen und drei Bioenergien wird die Axiomatik der *Sankhya*-Philosophie eingesetzt. *Sankhya* ist ein analytisches Denkprinzip, das die zu untersuchende Substanz so weit reduziert, bis nur noch die wesentlichsten Bestandteile zurückbleiben. Es reduziert die Gesamtheit der Natur auf zwei letztliche, entgegengesetzte Prinzipien: Materie und Antimaterie. Jeder Forscher wendet diese Methode bei seinen Versuchen an, jedoch meist nur auf der grobstofflichen Ebene, während *Sankhya* noch ein paar Schritte weiter geht und feinstoffliche Materie wie Geist, Intelligenz, Ego sowie Antimaterie miteinbezieht. Dabei wird der Mikrokosmos Mensch, Tier oder Pflanze als Entsprechung des Makrokosmos Universum betrachtet, denn die Grundelemente bleiben immer die gleichen; nur die Quantität und die Mengenverhältnisse verändern sich. So wie ein Maler aus drei Grundfarben unendliche Farbmischungen herstellen kann, so bildet jeder Mensch, jede Pflanze oder jedes Tier eine einzigartige individuelle Einheit in dieser Welt.

Die Grundsubstanzen nach der *Sankhya*-Philosophie

Antimaterie

Purusha oder Antimaterie bleibt immer unverändert, besteht aus reinem Bewußtsein, ist körperlos, nicht teilbar, unräumlich und wird auch als das männliche Prinzip bezeichnet. Antimaterie kann als Lebensfunke oder Bios bezeichnet werden, jenes Prinzip also, welches den Unterschied zwischen

Die sechs Denksysteme der Ayurveda					
Sankhya	***Yoga***	***Nyaya***	***Vaisheshika***	***Vedanta***	***Mimasa***
Evolutionsthese	Disziplin von Körper und Geist	Logik	Atomlehre	Esoterik	Pflicht und Lohn

Die 25 Grundsubstanzen nach der klassischen *Sankhya*-Philosophie

1	**Antimaterie – *Purusha*** Überseele und individuelle Seele
2	**Urmaterie – *Prakriti*** Falls Omnisubstanzen *Sattva, Rajas* und *Tamas* nicht manifest = *Avyakta.* Falls *Sattva, Rajas* und *Tamas* manifest = *Vyakta.*
3	**Ego – *Ahankara***
4	**Intelligenz – *Buddhi***
5	**Psyche – *Manas***
6 -10	**Fünf Sinnesgegenstände – *Tanmaras*** Schall Konsistenz Form und Farbe Geschmack Geruch
11-15	**Fünf Elemente – *Pancamahabhuta*** Äther Luft Feuer Wasser Erde
16 - 20	**Fünf Sinnesorgane – *Jnanendriyas*** Ohren Haut Augen Zunge Nase
21- 25	**Fünf Tatorgane – *Karmendriyas*** Sprechorgan Greiforgan Gehorgan Ausscheidungsorgan Fortpflanzungsorgan

toten Körpern oder Zelleinheiten und lebenden ausmacht. Ein verstorbener Mensch wird in jedem Fall die gleiche physikalische Zusammensetzung aufweisen wie ein lebender. Gebeine, Gehirn, Herz, Lungen, Blut, Nerven, Knochenmark, Haut – alles ist noch da. Nichts hat sich mit dem eingetretenen Tod aufgelöst. Einige Zellen, wie die der Fingernägel und Haare, wachsen sogar noch weiter. Was ist also verschwunden? Nur das Bewußtsein, das Merkmal der Antimaterie. Auch auf der atomaren und subatomaren Ebene wirkt die Antimaterie als treibende Kraft. Dies wird heute von den Teilchenphysikern bestätigt, die den Begriff Antimaterie selbst benutzen. Dieser winzige Funken Antimaterie erfüllt den Kosmos mit unzähligen Lebewesen, wie die Flamme einer einzigen Kerze beliebig viele weitere Kerzen entfachen kann, die im Zusammenspiel mit der Urmaterie unbegrenzte Formen und Farben annehmen.

Urmaterie

Prakriti oder die Urmaterie bildet den Mutterboden für alle physikalischen und chemischen Vorgänge im Universum. Wenn sie aus ihrem unmanifestierten Urzustand tritt, entsteht ein evolutionärer Prozeß, welcher in seinem Verlauf 23 kosmische Schlüsselprinzipien ausbildet. Ihre Quantität ist unveränderbar. Sie verdichtet sich zu ihrem Urzustand oder setzt den ganzen Schöpfungsprozeß in Gang, wenn sie expandiert. Das Potential dieser Umwandlung trägt sie immer in sich. Verursacher der Evolution ist die enorme Spannung zwischen Materie und Antimaterie.

Omnisubstanzen
Der Urmaterie können drei spezifische Omnisubstanzen *(Trigunas)* zugeordnet werden. Solange ihr Gleichgewicht nicht gestört wird, verbleibt sie in ihrem vorschöpferischen Stadium *(Avyakta)*. Je nach Wirkung des Spannungsfeldes zwischen Antimaterie und Urmaterie fallen die Omnisubstanzen aus dem Gleichgewicht, wobei die lichte Substanz *(Sattva)* näher der Antimaterie, die träge Substanz *(Tamas)* näher der Urmaterie und die dynamische Substanz *(Rajas)* mitten im Spannungsfeld liegen.
Die Omnisubstanzen wirken mit ihrem Kräftespiel auf die Materie ein, wobei, angefangen bei der Feinstofflichkeit bis zur Grobstofflichkeit, eine zunehmende Verdichtung und Differenzierung der Urmaterie stattfindet. Niemand kann einen mächtigen, weit verzweigten Baum in seinem kleinen Samenkorn erblikken, und doch manifestiert er sich mit der Zeit daraus, d. h. er wird als solcher körperlich erkennbar. Ähnlich ist der ganze evolutionäre Vorgang der Schöpfung in der Urmaterie vorhanden und manifestiert sich aus der Feinstofflichkeit zur Grobstofflichkeit.

Ego

Jeder noch so grobe und schwere physikalische Vorgang (Reaktion) beruht letztlich auf einer feinstofflichen Aktion. Zum Beispiel rollen Hunderte von schweren Eisenbahnzügen und Straßenbahnen durch eine Großstadt; unzählige Straßenlampen beleuchten die Straßen und Maschinen betreiben die Fabriken. Ein kleiner Fingerdruck in der Schaltstelle des städtischen Elektrizitätswerkes genügt schon, um das ganze Treiben zum Stillstand zu bringen. Wenn wir weiter reduzierend vorgehen, dann wissen wir, daß dem Knopfdruck bestimmte gedankliche Abläufe vorangegangen sind, über welche letztendlich von jemandem mit ja oder nein entschieden worden ist. Dieser letztendliche Entscheidungsträger, diese Schaltstelle bildet das feinstoffliche Ego.

Intelligenz

Buddhi oder Intelligenz ist eines der inneren kognitiven Instrumente, mit dessen Hilfe man in der Lage ist, sich ein Bild über die spezifische Charakteristik eines Objektes zu machen. Zu den Funktionen dieser Grundsubstanz zählen unter anderem die Wahrnehmung, die Aufmerksamkeit, die Überlegung, das Gedächtnis, die Rationalität und das Abstraktionsvermögen. Faktoren, die mit der normalen Funktion der Erkenntnis interferieren können, sind Trauer, Wut, Leidenschaft, Spott, Neid, Eifersucht, Zweifel, Grauen, Willkür und Betrug.

Psyche

Manas oder die Psyche besteht aus einem feinstofflichen Partikel, das die in der nächsten Phase sich entwickelnden fünf grobstofflichen Elemente Äther, Luft, Feuer, Wasser, Erde enthält. In der Psyche herrscht das Luftprinzip vor. Dadurch ist es möglich, die Hirnströme zu messen. Der Geist kann von den Sinnesorganen nicht wahrgenommen werden, sondern nur von sich selbst. Als sein Sitz wird der Thalamus oder der *Ajna Chakra* angegeben. In jedem Körper befindet sich nur eine Psyche, und sie ist zu Lebzeiten mit diesem Körper untrennbar verbunden. Die kognitiven Organe *(Jnanendriyas)* leiten die von ihnen wahrgenommenen Reize an die Psyche weiter, die ihrerseits diese an die Tatorgane weiterleitet.

Nun ist die Psyche aber auch in der Lage, Objekte mental zu erfassen, die außerhalb der normalen Sinneswahrnehmung liegen. Darum wird sie auch zu den Sinnesorganen *(Indriyas)* gezählt und als elfter Sinn bezeichnet (5 Sinnesorgane + 5 Tatorgane + Psyche = 11). Sie teilt die Charakteristiken von Wahrnehmung und Aktion und ist ein »Supersinn«, da jedes Objekt der anderen Sinne auch ihr Objekt ist, sie alle Sinne aktiviert und reguliert. Die Sinnesorgane allein können nur eine nicht terminierbare Datenmasse wahrnehmen, welche die Psyche zu Lösungen verarbeitet. Andere von den Sinnen unabhängige Funktionen der Psyche sind das Erfühlen von Träumen, das Denken, das Erwägen und Bedenken, die Imagination, das Fühlen und das Wollen.

Die Psyche kann als dreifaltig *(trividham)* bezeichnet werden: rein *(sattvik)*, überaktiv *(rajasik)* und träge *(tamasik)*, was auf den Einfluß der drei Omnisubstanzen *Sattva, Rajas* und *Tamas* zurückzuführen ist. Deshalb werden sie in der Ayurveda auch als mentale Bioenergien *(Manasa Dosha)* bezeichnet. Während die körperlichen Störungen durch ein Ungleichgewicht jeder der drei Bioenergien entstehen können, wirken nur *Rajas* und *Tamas* pathogen, also krankheitserregend, auf die Psyche, weil diese von Natur aus *sattvik* ist.

In *Sattva* befinden sich Körper und Geist im Stadium von minimaler positiver Aktivität. *Rajas* hingegen übt einen Reiz auf die Psyche aus und stört damit das Gleichgewicht oder reißt den Betreffenden aus der Lethargie. Im täglichen Leben sehen wir alle Menschen und Tiere in diesem aggressiven Stadium, was zu scheinbar endlosen Aktivitäten führt. Unter diesem Einfluß haften die Lebewesen, insbesondere der Mensch, außerordentlich an ihrer Welt. *Rajas* ist die Wurzel allen Leidens. *Tamas* ist die negative Qualität von *Sattva* und *Rajas.* Da sich die Psyche in *Tamas* von *Sattva* und *Rajas* zurückgezogen hat, reagiert sie nicht mehr auf normale Stimuli.

Psyche und Körper sind aufs engste miteinander verbunden. Mentale Aktivitäten manifestieren sich durch den Körper. Andererseits liefert der Körper der Psyche die notwendige Nahrung. Die dominierenden Qualitäten der Ernährungsweise wirken sich deshalb immer auch auf die Psyche aus. Darum wird die Nahrung als *sattvik, rajasik* und *tamasik* klassifiziert (siehe Kapitel 7 unter »Generelle Regeln«). Zusammenfassend kann gesagt werden, daß Ego, Intelligenz und Psyche einen feinstofflichen Körper bilden. Jeder dieser drei Grundsubstanzen weist, wie eben beschrieben, eindeutige eigenständige Merkmale auf, die dazu beitragen, sich ein klares, verständliches und holistisches Bild einer Person machen zu können. Von diesem konsequenten analytischen Vorgehen der Ayurveda kann vor allem die moderne Psychiatrie profitieren. Die mentale Physiologie erscheint in einem völlig neuen Licht, woraus sich ungeahnte therapeutische Möglichkeiten ergeben.

Sinnesgegenstände

»Am Anfang war das Wort.« So heißt es übereinstimmend im Buch der Bücher und anderen Schriften, welche die Grundlage für alle Weltreligionen bilden. Selbst wenn wir, wie einige Wissenschaftler, von der nicht sehr phantasievollen Urknalltheorie ausgehen, soll es zu Anfang der Entstehungsgeschichte einen mächtigen Knall gegeben haben. Die *Sankhya*-Philosophie unterscheidet zwischen den unmanifestierten Elementen, die durch ihre Sinnesgegenstände Schall, Konsistenz, Farbe und Form, Geschmack und Geruch zum Ausdruck kommen, und den manifestierten Elementen. Damit wäre die Urfrage – Was war zuerst da, das Küken oder das Ei? – gelöst. Zuerst besteht das Huhn nur in einer unmanifestierten, aber alle seine Qualitäten besitzenden Form, die sich dann über die elementaren Bestandteile des Eis allmählich manifestiert.

Elemente

Schallwellen benötigen Raum (Äther), um sich ausbreiten zu können; das Element Äther gerät dadurch in Bewegung und verdichtet sich zum Element Luft, das bereits die Eigenschaft der Konsistenz besitzt; die ständige Bewegung der Luft und ihre Dichtigkeit führen zur Reibung, welche zur Verdichtung des nächsten Elements Feuer führt, mit den Sinnesgegenständen von Form und Farbe; die Hitze des Feuers kondensiert Wasser, das die Eigenschaft des Geschmacks besitzt ; durch Abkühlen entsteht die feste Masse Erde, die durch ihren Geruch wahrgenommen werden kann.

Äther hat nur eine Qualität: Schall. Jedes nachfolgende Element besitzt auch diejenigen des vorangegangenen Elements. Das heißt: Luft beinhaltet Schall und Dichtigkeit; Feuer enthält Schall, Dichtigkeit, Form und Farbe; Wasser besitzt Schall, Dichtigkeit, Form und Farbe sowie Geschmack; Erde hat Schall, Dichtigkeit, Form und Farbe, Geschmack und ihre eigene Qualität Geruch.

Die Worte Äther, Luft, Feuer, Wasser, Erde sind vielfach mit falschen Vorstellungen verbunden und entsprechen nicht genau den Sanskritbezeichnungen *Akasha, Vayu, Tejas, Ap, Prithivi.* Mit Luft sind alle gasförmigen Elemente und Verbindungen gemeint; Brillanz, Wärme, Farbe, Form sind bezeichnend für Feuer; alle flüssigen Elemente weisen auf das Wasserelement, und alles Feste zeigt das erdige Element an. Äther nimmt den größten Raum ein, da die atomaren Teilchen sehr dünn gesäht sind. Erde hingegen nimmt am wenigsten Platz ein, da die Atome am dichtesten verteilt sind. Wo immer eine Reduktion oder Expansion dieser Elemente stattfindet, wird Energie verbraucht oder produziert.

Die Elementarlehre der Ayurveda hat weder etwas mit der Lehre der Griechen oder Römer zu tun, die nur vier Elemente kannten, noch mit der modernen Physik, die über hundert Elemente kennt. Die Betrachtungsweise ist konsequent ganzheitlich, wie wir aus den nachfolgenden Beispielen ersehen werden.

Der Ayurveda wie den heutigen Teilchenphysikern war bekannt, daß das Nichts nicht aus Nichts besteht, sondern feinste Substanzen enthält. Die Physiker haben ihre Teilchenbeschleuniger mittels kräftiger Vakuumpumpen von aller Luft entleert, auf den absoluten Nullpunkt heruntergekühlt, beschleunigt und fanden trotzdem noch Partikel. Diese feinsten Elementarteilchen werden in der Ayurveda als *Akasha,* Äther oder Raum, bezeichnet. Normalerweise finden wir in der Natur keine dieser Elemente in reiner Form. Durch Bestimmung der Eigenschaften eines Objektes können wir das vorherrschende Element herausfinden. Der Tisch, an dem wir sitzen, ist fest, hart und schwer – das vorherrschende Element ist Erde. Das Kissen auf unserer Sitz

Eigenschaften und Wirkungen der Elemente		
Element	**Eigenschaften**	**Wirkungen**
Äther *(Akasha)*	leicht, fein, glatt, weich	durchlässig, weich und leicht wirkend
Luft *(Vayu)*	leicht, kalt, trocken, rauh, fein	aktivierend, bewegungsfördernd, leicht und rauh wirkend
Feuer *(Tejas)*	heiß, scharf, fein, leicht, trocken, klar	verdauungsanregend, förderlich für die Ausstrahlung, Hitze erzeugend
Wasser *(Ap)*	flüssig, ölig, kalt, langsam, weich, schleimig, fließend	befeuchtend, zusammenhaltend, auflösend
Erde *(Prithivi)*	schwer, rauh, hart, langsam, stabil, fest, grob, klar	wachstumsfördernd, stabilisierend, stärkend, die Kompaktheit fördernd

fläche fühlt sich dank der Gegenwart von Luft und Raum weich und leicht an.

Vor etwa hundertfünfzig Jahren erklärte der englische Physiker und Chemiker John Dalton (1766 bis1844), daß das Atom das kleinste, unteilbare Teil eines Elements sei. Diese Theorie ist mittlerweile überholt, denn heute weiß man, daß Atome gespalten werden können. Vom Gesichtspunkt der Ayurveda aus besteht auch das Atom aus den fünf Grundelementen: sein Gewicht aus dem Element Erde; der Zusammenhalt aus dem Element Wasser; die atomare Energie aus dem Element Feuer; die Bewegung der subatomaren Teilchen um den Zellkern aus dem Element Luft und die atomaren Zwischenräume aus dem Element Äther.

Obwohl der menschliche Körper hauptsächlich aus den Elementen Wasser und Erde besteht, finden wir in ihm auch die anderen Elemente. Alle Hohlräume wie Rachen, Luftröhre, Speiseröhre, Stirnhöhlen, Ohrhöhlen und so weiter bestehen aus dem Element Äther. Die Luft in den Lungen, Gefäßen und Knochenporen ist das Element Luft. Der ganze Verdauungsvorgang, der eine Art des Feuers darstellt, untersteht dem Element Feuer.

Jedes Individuum stellt eine einzigartige Kombination dieser Elemente dar und folglich auch deren Homöosthase, d. h. der Selbstregulation ihres biologischen Systems. Was den einen Menschen heilt, kann einen anderen krank machen. Nun besteht aber nicht nur der menschliche Körper aus den fünf Elementen, sondern auch das Pflanzen-, Tier- und Mineralienreich sowie alle festen, flüssigen oder gasförmigen Stoffe um uns herum. Krankheitsverursachend wirken ein oder mehrere Elemente, wenn sie im Übermaß vorhanden sind und dadurch das natürliche, individuelle Gleichgewicht durcheinanderbringen. Die Substanzen, welche die Homöosthase wiederherstellen können, sind gar nicht schwer aufzufinden. Ayurveda arbeitet mit einer einfachen Formel, auf der auch die Wirkungsweise der drei Bioenergien beruht. Die These besagt, daß Gleiches sich gegenseitig verstärkt und Ungleiches sich abschwächt. Dazu ein einfaches Beispiel:

Drei Menschen unternehmen an einem heißen Sommertag gemeinsam einen Spaziergang. Jeder von ihnen ist unterschiedlich gebaut und besitzt dementsprechend auch ein anderes Temperament. Die Person mit dem größten Anteil des Feuerelementes – sie ist von mittlerer Statur und hitzigem Gemüt – wird am meisten unter der Sonneneinwirkung leiden. Die Person mit den meisten Anteilen der Elemente Wasser und Erde – sie ist von kräftiger, rundlicher Statur und von Natur aus gutmütig – kommt zwar ins Schwitzen, sonst macht ihr die Hitze weniger zu schaffen. Der Dritte mit vorherrschendem Luft- und Äther-Element – er ist schlank, hager, etwas unsicher oder schüchtern – fühlt sich geradezu wohl im warmen Sonnenschein und wird kaum schwitzen. Ähnlich verschieden werden die drei reagieren, wenn ihnen die gleiche Nahrung oder die gleichen Medikamente verabreicht werden.

Neben ihren Eigenschaften *(Guna)* haben einige Elemente auch einen oder mehrere Geschmacksrichtungen *(Rasa)*, die ihrerseits entsprechend ihrer elementaren Zusammensetzung bestimmte Eigenschaften aufweisen. Jeder Geschmack hat somit genau zu bestimmende physiologische Wirkungen und bei übermäßiger Verwendung pathologische Auswirkungen, die auf ihre elementare Zusammensetzung zurückgeführt werden können.

Elementare Zusammensetzung der Geschmacksrichtungen

Geschmack	**Zusammensetzung**
herb	Luft und Erde
bitter	Luft und Äther
scharf	Luft und Feuer
salzig	Wasser und Feuer
sauer	Erde und Feuer
süß	Erde und Wasser

Jeder Mensch verfügt über eine Geschmacksempfindung, die er in Verbindung mit dieser universellen Analytik zum Wohle seiner Gesundheit einsetzen kann. Die sechs Geschmacksempfindungen sind herb, bitter, scharf, salzig, sauer und süß. Nahrungsmittel und Heilsubstanzen können dank dieser Kategorisierung ihrer Wirkung auf die Bioenergien entsprechend eingesetzt werden. Dieses Thema wird in Kapitel 7 »Ernährungslehre« und in Kapitel 11 »Pharmakologie« noch genauer besprochen.

Wahrnehmungs- und Tatorgane

Die Sinnes- und Tatorgane sind Instrumente der Perzeption und Aktion, d. h. sie dienen zur Reizaufnahme und Handlung. Sie haben sich aus der Grundsubstanz Ego heraus entwickelt. *Indriya* bedeutet wörtlich Fakultäten, die dem »Herrn des Körpers« gehören.

Die Wahrnehmungsorgane (*Jnanendriyas* = Wissen sammelnde Sinne) sammeln Eindrücke aus ihrer Umgebung, geben diese an die Psyche weiter und können als kognitive Organe bezeichnet werden. Die Tatorgane (*Karmendriya* = arbeitende Sinne) treten auf Befehl »von oben« in Aktion und sind motorische Organe.

Die drei Bioenergien

Tridoshas

Obwohl der Körper aus den fünf Elementen entstanden ist, liegen seiner Erzeugung die drei Bioenergien *Vata, Pitta* und *Kapha* zugrunde. Dieses Konzept der Ayurveda ist einzigartig. Man kann sich fragen, wozu es dienen soll, da ja die Zusammensetzung des Körpers durch die Elementenlehre geklärt ist. Doch diese Frage läßt sich folgendermaßen beantworten:

Ayurveda verfolgt zwei Hauptzwecke: die Gesundheit des Menschen zu erhalten und einen Kranken zu heilen. Jede Störung der normalen Proportion der fünf Elemente eines Körpers stellt eine Krankheit dar. So wie es unzählige individuelle Körper gibt, muß es demnach auch unzählige Krankheiten geben. Deshalb besteht keine Gewähr, daß ein Arzt in der Lage ist, eine bestimmte Substanz ausfindig zu machen, um das körperliche Gleichgewicht wiederherstellen zu können. Zudem ist es äußerst schwierig, die genaue proportionale Verschiebung der fünf Elemente sowie die zahllosen indirekten Krankheitsursachen herauszufinden. Aus diesen Gründen machten sich die Ayurveda-Ärzte die einfachere Methode der Kategorisierung physiologischer Körperfunktionen und ihrer pathologischen Faktoren zu eigen - die drei Bioenergien *Vata, Pitta* und *Kapha*.

Ayurveda akzeptiert die Rolle der Zelle als fundamentale Einheit relativ unabhängiger biologischer Aktivität (CARAKA *»Sarira Sthanam« 7-17)*. Deshalb kann sie als der gemeinsame Nenner aller lebender Materie bezeichnet werden. Ihre Funktionen sind mannigfaltig, können aber rationell auf drei Gruppierungen reduziert werden:

1. Bewegung: Die korrelative und kommunikative Wirkkraft, mittels derer ein Körperteil Einfluß auf einen anderen ausüben kann und der Körper als Ganzes oder teilweise bewegt wird (= Bioenergie *Vata*).

2. Umwandlung: Die substantielle und metabolische Wirkkraft, welche die biochemischen Veränderungen verursacht (= Bioenergie *Pitta*).

3. Formgebung: Die aufbauende und erhaltende Wirkkraft, welche der Erhaltung des menschlichen Organismus und seiner Reproduktion dient (= Bioenergie *Kapha*).

Die drei Bioenergien können nicht streng voneinander getrennt werden, da auch die lebende Materie eine untrennbare Ganzheit bildet. Sie stehen jedoch in definitiver und klarer Beziehung zueinander. Bei normaler Funktion besitzen sie physiologische und bei gestörter Funktion pathologische Eigenschaften. Sie können daher als physiopathologische Faktoren bezeichnet werden.
In einer gesunden Person befinden sich die drei Bioenergien im Gleichgewicht. In diesem Stadium verrichten und kontrollieren sie alle physiologischen Funktionen und werden darum auch als *Dhatu* (= Substanzen, die den Körper unterstützen) bezeichnet. Wenn das Gleichgewicht gestört wird, geraten sämtliche physiologischen Funktionen durcheinander und bilden den Ausgangspunkt zur Entstehung von Krankheiten. In diesem beeinträchtigten Stadium werden die drei Bioenergien *Dosha* (= Störung) genannt. Befinden sich die drei Bioenergien für längere Zeit im Ungleichgewicht oder sind sie sehr stark gestört, dann werden sie zu toxischen Substanzen, welche aus dem Körper entfernt werden müssen; sie heißen dann *Mala* (= Substanzen, die aus dem Körper ausgestoßen werden). Die drei

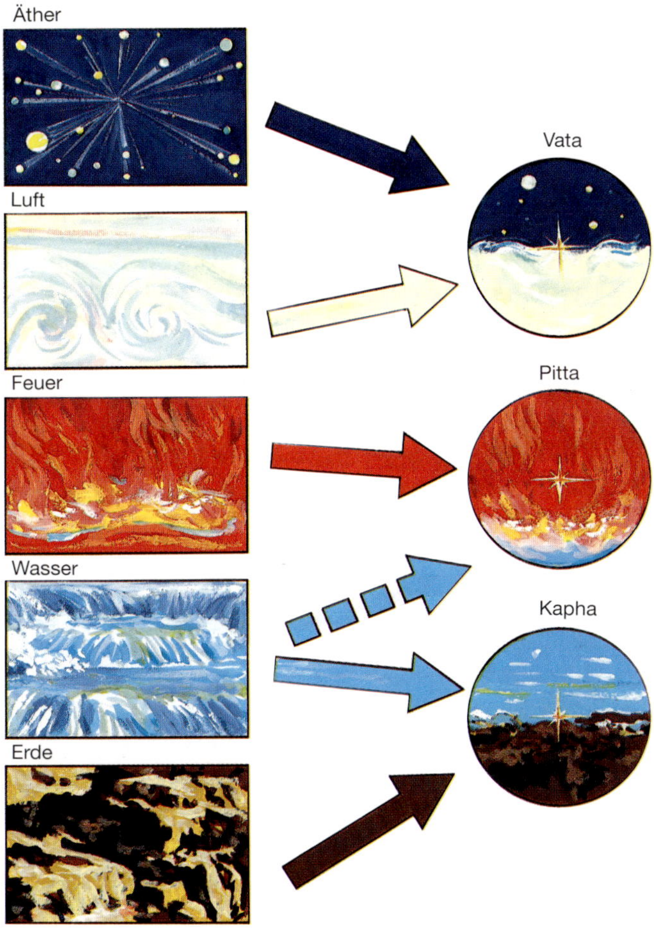

Die elementare Zusammensetzung der drei Bioenergien (Tridosha).

Bioenergien können aber weder vollständig aus dem Körper eliminiert werden, wie die körperlichen Abfallprodukte, noch werden sie vollständig zu Körpergewebe weiterverarbeitet.

Die drei Bioenergien sind aus einer Kombination der fünf Elemente hervorgegangen, wobei das vorherrschende Element den jeweiligen Charakter der Bioenergie bestimmt. *Vata* entsteht aus einer Kombination des Äther- und Luftelements. Das vorherrschende Element in *Pitta* ist das Feuerprinzip, wobei aber auch das Wasser-Element eine geringe Rolle spielt, da es sich bei dem sogenannten Verdauungsfeuer ja um kein offenes Feuer in unserem Magen und Dünndarm handelt, sondern um enzymische Verdauungssäfte. *Kapha* wird aus den beiden Elementen Wasser und Erde gebildet.

Elementare Anteile der Bioenergien

Element	Bioenergie	Eigenschaften der Bioenergien
Äther Luft	*Vata*	trocken, kalt, mobil, leicht, penetrierend, klar, rauh
Feuer	*Pitta*	leicht ölig, heiß, mobil, flüssig, penetrierend, sauer, scharf
Wasser Erde	*Kapha*	ölig, kalt, unbeweglich schwer, weich, süß, schleimig

Die relativ enge Bandbreite, innerhalb der sich die drei Bioenergien im Gleichgewicht befinden, gewährleistet ein perfektes Funktionieren aller psychosomatischen Abläufe im Körper und stellt somit den ayurvedischen Gesundheitsbegriff dar. Eine geringe Abweichung einer oder mehrerer Bioenergien deutet bereits einen krankhaften Zustand an, wobei sich die drei Bioenergien entweder im Bereich der Überfunktion oder der Unterfunktion befinden können. Eine Person gilt darum nicht erst als erkrankt, wenn Krankheitssymptome auftreten, die im schlimmsten Fall nicht mehr oder nur mit stärksten Mitteln rückgängig gemacht werden können, sondern bereits beim Eintreten der krank machenden Ursachen. Die ayurvedische Wissenschaft spricht von einer geringen, ausgeprägten oder extremen Über- oder Unterfunktion einer oder mehrerer Bioenergien. Auf die Überfunktion wird mit entsprechenden antagonistischen (entgegengesetzte Eigenschaften aufweisenden) Maßnahmen oder Substanzen eingewirkt, auf die Unterfunktion mit Maßnahmen oder Substanzen, die ähnliche Eigenschaften auf weisen.
Ein Beispiel: Viele rheumatische Erkrankungen lassen sich auf eine Überfunktion von *Vata* zurückführen. Eine antagonistische Eigenschaft von *Vata* ist heiß, d. h. diese Rheumabeschwerden können mit Wärmetherapie gelindert werden. Rheuma-Patienten finden wir deshalb in allen Heilbädern, wobei die mildernde Wirkung meistens lediglich auf die Wassertemperatur zurückgeführt werden kann. Oder: Ein Glas kaltes Wasser löscht den Durst, d. h. es reduziert *Pitta* und *Vata,* aber erhöht *Kapha.* Eine umgekehrte Wirkung tritt ein, wenn das Wasser erhitzt wird: Es wärmt den Körper, erhöht *Pitta* und reduziert *Kapha* und *Vata.*

Vata weist keine physikalischen Dimensionen auf, kann aber durch die verschiedenen Abläufe, die es in Bewegung setzt, beobachtet werden. *Pitta* und *Kapha* haben einen flüssigen Charakter, wobei *Pitta* leichter und *Kapha* schwerer ist.

Bioenergie *Vata*

Vata besitzt die Eigenschaften der Elemente Äther und Luft: trocken, kalt leicht, subtil, rauh, unstetig und klar. Substanzen mit antagonistischen Qualitäten normalisieren eine Überfunktion oder schwächen eine Unterfunktion weiter ab. Obwohl alle drei Bioenergien gleich wichtig sind, nimmt *Vata* eine Sonderstellung ein, da es keine Körperfunktion gibt, die nicht durch *Vata* gesteuert wird, denn *Pitta* und *Kapha* werden als »lahm« bezeichnet. Die bewegende Wirkkraft fehlt beiden. Darum spielt *Vata* in jeder Therapie eine wichtige Rolle, denn nur *Vata* ist in der Lage, toxische Substanzen aus dem Körper auszustoßen, Wunden auszutrocknen und kranken Organen die notwendigen Anreize zu geben.

Die Bioenergie *Vata* besorgt folgende wichtige Funktionen in unserem Körper: Kontrolle der Zellteilung, Formation der Zellschichten, Differenzierung der Organe, Bewegung von Herz, Lungen, Magen und Darm, Leitung der Impulse von den Sinnesorganen zu Gehirn und Rückenmark, Rückleitung zu den Tatorganen (den motorischen Organen), Ausscheidung von Abfallprodukten wie Stuhl, Urin, Schweiß, Monatsblutungen, Auswurf von Samen und Fötus. *Vata* ist die treibende Kraft hinter allen körperlichen und mentalen Aktivitäten.

Professor M. M. Shastry drückt die Bewegung von *Vata* in einer dem Ohm-Gesetz ähnlichen Formel aus: Die Bewegung von *Vata* ist proportional zu ihrer Motivationskraft und dem Widerstand der Körperkanäle (und Gewebe):

$$\frac{\textit{Vata's}\ \text{Antriebskraft}}{\text{Wiederstand der Kanäle}} = \textit{Vata's}\ \text{Bewegung}$$

Die drei Bioenergien sind im ganzen Körper ausgebreitet. Generell läßt sich jedoch sagen, daß *Kapha* in den oberen, *Pitta* in den mittleren und *Vata* in den unteren Körperteilen ihren Hauptsitz haben. Caraka erwähnt aber auch spezielle Körperteile, wo sich die normale *Vata*-Bioenergie befindet. Diese sind Blase, Rektum, Becken, Oberschenkel, Füße, Knochen und Dickdarm. Andere Autoren wie Vagbhata zählen Haut, Ohren und Nervensystem hinzu. Weiter werden alle drei Bioenergien in je fünf Untergruppen mit entsprechenden Funktionen aufgeteilt:

Pranavata
Prana bedeutet »Lebensluft«, und somit unterstützt *Pranavata* die vitalen Lebensfunktionen wie Respiration, Herzrate und andere vegetativen Funktionen wie Schlucken, Spucken, Niesen, Aufstoßen. Dazu unterhält *Pranavata* die mentalen, intellektuellen und sensorischen Fähigkeiten und sorgt somit für Konzentrationsfähigkeit. Bei Störungen kann es zu Gefühllosigkeit bestimmter Körperstellen, Hypersensibilität oder geistiger Verwirrung kommen. Allgemein könnte man sagen, daß *Pranavata* verantwortlich dafür ist, daß wir Luft, Wasser, Nahrung, Wissen und Sinneseindrücke aufnehmen können. Die Bewegung ist vor allem von außen nach innen gerichtet.

Udanavata
Die Bewegung von *Udanavata* ist der von *Pranavata* genau entgegengesetzt, nämlich von innen nach außen, und schließt folgende Funktionen mit ein: verbale Ausdruckskraft, Begeisterungsfähigkeit, Vitalität, Kraft, Bemühen im physischen wie im psychischen Bereich, Gesichts- und Kör-

perfarbe etc. Sich erinnern bedeutet, Wissen nach außen zu tragen, welches zuvor mittels *Pranavata* aufgenommen wurde; deshalb gehört Wissen ebenso zu den Aktivitäten von *Udanavata*. Bei einer Störung kann es zu Verlust von Lebensfreude und Lebensenergie kommen.

Vyanavata

Vyanavata ist die Antriebskraft vom Zentrum zur Peripherie und steuert als solches die willkürlichen Bewegungen des Körpers, zirkuliert mittels Herz- und Kreislauftätigkeit Nährstoffe, bewirkt das Herausfließen von Blut und Schweiß und die fünf von SUSRUTA angegebenen Bewegungsarten (Ausbreiten, Zusammenziehen, sowie nach oben, nach unten und lateral verlaufender Schub). Kreislaufstörungen sowie Hemmungen der Bewegungsabläufe des Körpers sind im Zusammenhang mit *Vyanavata* zu sehen.

Samanavata

Die Hauptfunktionen von *Samanavata*, welches in der Nachbarschaft der Verdauungswirkkraft *Pacakapitta* sitzt, sind die neurale Kontrolle der Sekretion der verschiedenen Verdauungssäfte, die Bewegungen des Verdauungskanals (die Nährstoffe müssen so lange zurückbehalten werden, bis sie verdaut sind), die Trennung der Essenz der Nahrung von ihren Abfallprodukten und die Weiterbeförderung derselben. Bei Störungen erfolgt nur eine mangelhafte Magensaftproduktion, was zu Appetitlosigkeit, Abmagerung und ähnlichem führen kann.

Apanavata

Das Wort *Apana* bedeutet »das untere Ende«, und damit ist wohl der unterste Teil des Rückenmarks gemeint. *Apanavata* sorgt für die Trennung von Festem und Flüssigem im Dickdarm und damit auch für die Ausfuhr von Wasser (Urinieren); die Erektion des Penis, die Ejakulation von Samen, den freien Fluß der Menstruationsflüssigkeit sowie die Wehen bei der Geburt. Störungen können zu Unfruchtbarkeit, Impotenz, Fehlgeburten, Verstopfungen, Blähungen et cetera führen.

Eine sorgfältige Studie der Funktionen der fünf Unterteilungen von *Vata* zeigt, daß einige Aufgaben von *Vata* noch nicht behandelt wurden: Emotionen, Erhaltung des Gleichgewichtes von Körper und Geist, die Bildung der sieben Körpergewebe und die Zellteilung.

➪ Eine Unterfunktion von *Vata* ähnelt einer Überfunktion von *Kapha*, das heißt Schweregefühl des Körpers, Trägheit und unzureichende Durchblutung.

➪ Eine Überfunktion von *Vata* führt zu Austrocknung, Rauheit und Dunkelfärbung der Haut, zu Lähmungen, Schlaflosigkeit, Psychosen, Blähungen, starkem Stuhlgang, Kältegefühl, nicht heilenden Wunden und frühzeitigen Alterserscheinungen.

Eine Überfunktion von *Vata* entsteht in folgenden Situationen:

- □ Am frühen Morgen um 4 Uhr,
- □ am späten Nachmittag um 16 Uhr,
- □ nach dem 60. Lebensjahr,
- □ nach der Verdauung,
- □ nach Einnahme von Nahrungsmitteln, die leicht, trocken, sehr kalt oder quantitativ sehr wenig sind,
- □ bei kalter und trockener Witterung,
- □ nach intensiver sportlicher Betätigung,
- □ nach Überanstrengung,
- □ nach dem Koitus,
- □ nach einer Verletzung,
- □ nach einem kalten Bad,
- □ bei Erschöpfungszuständen,
- □ bei Verlust von Körpergewebe,
- □ bei Trauer,
- □ bei Angstzuständen,

- ☐ bei Sorgen,
- ☐ bei intensiver Lust,
- ☐ nachdem man erschreckt wurde,
- ☐ beim Wachbleiben in der Nacht.

Bioenergie *Pitta*

Das Element Feuer bildet zusammen mit einem kleinen Teil des Elements Wasser die Bioenergie *Pitta.* Nun mag man sich fragen, wie zwei so gegensätzliche Elemente sich verbinden können. Das Feuerelement beinhaltet weit mehr als nur eine offene Flamme. Eine Verbrennung kann auch in einer Flüssigkeit mittels enzymischer Tätigkeit oder Säure stattfinden.

Die Eigenschaften von *Pitta* sind scharf, sauer, heiß, flüssig, leicht ölig, penetrierend und mobil, des weiteren hat diese Bioenergie den Geruch von rohem Fleisch. Substanzen mit ähnlichen Eigenschaften bewirken eine Erhöhung von *Pitta* und Substanzen mit entgegengesetzten Qualitäten reduzieren *Pitta.* SUSRUTA schreibt, daß die geschwächte Bioenergie *Pitta* mittels wärmender Medikamente und Therapien geheilt wird, während eine Überfunktion durch kühlende Maßnahmen zu beseitigen ist, so wie ein starkes Feuer durch Feuchtigkeit reduziert oder gar gelöscht wird.

Pitta bildet Körpergewebe *(Dhatu)*, Abfallprodukte *(Mala)* und Bioenergien *(Dosha)* aus Nahrung, Wasser und Luft. *Pitta* steuert den Stoffwechsel, ist verantwortlich für alle Sekretionen im gastrointestinalen Bereich (Magen, Darm), kontrolliert Körpertemperatur, Hunger, Durst, Hautfärbung, Geschmeidigkeit, Glanz und Sehkraft. Im psychischen Bereich steht *Pitta* für Mut, Intellekt, Klarheit, Tapferkeit, Heiterkeit. Obwohl *Pitta* im ganzen Körper verteilt ist, liegt der Hauptsitz in der mittleren Körperregion, zwischen Bauchnabel und Brustwarzen. Als weiterer Sitz werden aber auch Schweiß, Blut, Lymphe, Magen, Dünndarm angegeben. Die fünf Untergruppen von *Pitta* und ihre entsprechenden Funktionen sind wie folgt:

Pacakapitta

Die primäre Umwandlung der Nahrung untersteht *Pacakapitta.* Ihre Sekretion wird von *Samanavata* stimuliert. Die primäre Stellung von *Pacakapitta* wird in allen Textbüchern hervorgehoben. Alle anderen *Pitta*-Funktionen hängen vom Zustand von *Pacakapitta* ab, und eine Behinderung dieses Faktors führt nicht nur zu Verdauungsstörungen, sondern bildet auch Bestandteil anderer Erkrankungen.

Ranjakapitta

Die Bildung von Blut *(Rakta)* aus Plasma *(Rasa)* und damit der sekundäre Teil der Verdauung untersteht *Ranjakapitta* mit Sitz in Leber und Milz. Eine Störung führt zu einem Mangel an Hämoglobin.

Sadhakapitta

Referenzen in den klassischen Texten deuten darauf hin, daß *Sadhakapitta* mit höheren mentalen Fähigkeiten in Verbindung gebracht wird und deshalb als psychophysiologische Funktion verstanden werden kann, die ihrerseits mit dem Metabolismus des Nervengewebes und der Synthese von neurohormonalen Substanzen aufs engste verbunden ist. Die rapide Weiterverarbeitung und Umwandlung von Sinneseindrücken untersteht dieser Energie. Bei einer Störung kommt es zu geistiger Unbeweglichkeit, mangelnder Intelligenz und Mutlosigkeit.

Alocakapitta

Die natürliche Funktion von *Pitta* ist die Umwandlung. Die Funktion von *Alocakapitta* im *Drishti Mandala* (Netzhaut) des Auges ist die Umwandlung von Lichtstrahlen (Energien des sichtbaren Spektrums) in Aktionspotentiale der optischen Nerven *(Vata)*. Die Folge einer Störung von *Alocakapitta* ist ein vermindertes Sehvermögen.

Bhrajakapitta

Die Produktion einer normalen oder abnormalen Hautfarbe hängt von *Bhrajakapitta* ab, ebenso die Ausstrahlung der Körperoberfläche sowie die Aufnahme und Umwandlung von auf die Haut aufgetragenen Substanzen. Schließlich kontrolliert sie auch die Körpertemperatur. Alle diese Tätigkeiten ergeben sich aus dem Stoffwechsel und stehen deshalb im direkten Zusammenhang mit der Art der Nahrung, die wir aufnehmen. Bei einer Störung von *Bhrajakapitta* kommt es zu verschiedenartigen Hautverfärbungen und schlechtem Aussehen. Die Körpertemperatur gerät außer Kontrolle oder es kommt zu einer verminderten Absorptionsfähigkeit der Haut.

➭ Meist bewirkt eine Unterfunktion von *Pitta* Verdauungsstörungen, Kältegefühl, fahles Aussehen und ähnelt der Überfunktion von *Kapha* und *Vata.*

➭ Eine Überfunktion von *Pitta* führt zu Gelblichfärbung von Haut, Urin, Stuhl und Augen, extremem Hungergefühl, Durst, Lust auf Kaltes, brennendem Gefühl von Haut, Händen und Augen, Hypersensibilität, Allergien, Hautausschlägen, Schwindel, Fieber oder psychischen Störungen wie Wut, Haß, Eifersucht, und es können verschiedene Entzündungskrankheiten entstehen.

Eine Überfunktion von *Pitta* entsteht in folgenden Situationen:

- □ Am Mittag,
- □ um Mitternacht,
- □ im mittleren Lebensabschnitt,
- □ während der Verdauung,
- □ nach Einnahme von Nahrungsmitteln, die scharf, salzig, sauer oder sehr heiß sind,
- □ beim Fasten,
- □ bei Unterdrückung von Hunger und Durst,
- □ bei starker Sonneneinwirkung,
- □ bei Hitze,
- □ bei Wut, Haß, Eifersucht,
- □ bei intensiver intellektueller Betätigung.

Bioenergie *Kapha*

Die dritte Bioenergie *Kapha* geht aus den Elementen Wasser und Erde hervor. Diese Energie sorgt für die strukturelle Integration des Körpers. Ihre Eigenschaften sind schwer, kalt, weich, ölig, stabil, schleimig und süß. Bei vermehrtem *Kapha* sollen Substanzen mit entgegengesetzten Eigenschaften zugeführt werden; bei einer Verminderung bewirken die genannten Qualitäten eine Normalisierung.

Kapha erhält die Funktionen der Schmierung, des Zusammenhaltens der verschiedenen Körperstrukturen, insbesondere der Gelenke, der Stabilität, der Förderung von Masse und Gewicht, der sexuellen Potenz und Fruchtbarkeit sowie der Widerstandskraft gegenüber Krankheit und Zerfall. Hinzu kommen mentale Fähigkeiten wie Geduld, Seelenstärke, Begierdelosigkeit. Die enorme Hitze, welche durch die biochemische Funktion von *Pitta* produziert wird, muß von *Kapha* normalisiert werden. Gleichzeitig müssen die Körpergewebe vor den von *Vata* verursachten Abnützungs- und Streßerscheinungen geschützt werden. Zudem sorgen geeignete Flüssigkeiten dafür, daß die Produkte der biochemischen Prozesse im ganzen Körper verteilt werden. In diesem Sinne erhält *Kapha* die so wichtige Homöostase.

Der obere Körperteil wird als der Sitz von *Kapha* angegeben, wobei diese Energie aber auch in anderen Körperteilen aufzufinden ist. Der obere Brustraum gilt als spezieller Sitz. Daneben werden Kopf, Nacken, Hals, Gelenke, Oberbauch und Fettgewebe erwähnt. Die fünf Untergruppen von *Kapha* und ihre entsprechenden Funktionen sind wie folgt:

Avalambakakapha
Durch wiederholtes Zusammenziehen und Entspannen der Lungen, des Herzens und des proximalen Intestinum (zentraler Teil des Darmkanals) werden diese Organe einer Abnutzung ausgesetzt. Die feinen, schleimigen interstitiellen Sekretionen (Gewebeflüssigkeiten), die von *Avalambakakapha* kontrolliert werden, bieten einen wirksamen Schutz. Eine Störung führt zu Herzklopfen, Herz- und Lungenschwäche.

Kledakakapha
Diese Energie sorgt dafür, daß der Magen und andere innere Organe durch die starken Verdauungssäfte *(Pitta)* nicht gleich mitverdaut werden. Sie schützt diese Organe auch vor zu heißer oder zu kalter Nahrung. Der Magenschleim besitzt diese Eigenschaften, befeuchtet die Nahrung und löst ihre Moleküle. Gastrische und Duodenumgeschwüre können durch Schwächung dieser Mukusmembranen entstehen.

Tarpakakapha
SUSRUTA schreibt, daß diese Energie im Gehirn lokalisiert ist. Sie dient der Erhaltung der Kraft, des Wäßrighaltens und der Kühlung des Gehirns. In moderner Terminologie kann sie als zerebrospinale Flüssigkeit bezeichnet werden.

Bodhakakapha
Bodhakakapha dient der Geschmackswahrnehmung. Schädigende Substanzen werden mittels dieser Funktion sofort zurückgewiesen. Die Geschmacksrezeptoren reagieren nur auf Substanzen, die in der oralen Flüssigkeiten aufgelöst sind. Der Speichel hilft beim Sprechen, weist eine geringe Verdauungsfunktion auf und hat antibakterielle Wirkungen. Bei einer Störung geht der Geschmackssinn verloren.

Sleshakakapha
Ihre Hauptfunktion ist die Schmierung der Gelenke und der Schutz zweier gegensätzlicher Gewebeoberflächen. Die Folge einer Störung sind Instabilität oder Abnutzung der Gelenke.

➪ Wenn eine Unterfunktion von *Kapha* besteht, entsteht ein Gefühl der Leere und Herzklopfen, die Gelenke werden locker, die Stabilität und Widerstandskraft der Gewebe werden reduziert, Geist und Emotionen finden keinen Halt mehr. Diese Situation ähnelt einer Überfunktion von *Vata*.

➪ Eine Überfunktion von *Kapha* führt zu Verlust von Appetit, Übelkeit, Erbrechen, Schweregefühl, Blässe, Schwellungen der Gelenke, Husten mit sehr starker Schleimbildung, übermäßigen Schlaf, Lethargie, Konzentrationsschwäche und Blutleere.

Eine Überfunktion von *Kapha* entsteht in folgenden Situationen:

- ☐ Am Vormittag um 8 Uhr,
- ☐ am Abend um 20 Uhr,
- ☐ im Kindesalter,
- ☐ unmittelbar nach dem Essen,
- ☐ nach Einnahme von Nahrungsmitteln, die süß, ölig, fett und kalt sind, sowie wäßrigen Früchten und Gemüsen wie Melonen, Gurken, Orangen, Trauben,
- ☐ nach Genuß von zuviel Wasser,
- ☐ bei körperlicher Inaktivität,
- ☐ nach einem Tagesschlaf,
- ☐ bei kalter und feuchter Witterung,
- ☐ bei Habgier, Geiz und materieller Anhaftung.

Die sieben Körpergewebe

Sapta Dhatu

Die Grundgewebe, aus denen sich der Körper zusammensetzt und diesen unterstützen, werden als *Dhatu* bezeichnet. Im Normalzustand werden diese Bestandteile, außer bei der Reproduktion, nicht aus der körperlichen Hülle eliminiert. Der Körper kann es sich nicht leisten, diese vitalen Substanzen zu verlieren. Falls doch eine Elimination stattfinden sollte, dann entstehen schwerwiegende Krankheiten.

Beim Stoffwechsel werden die brauchbaren Stoffe von den Abfallprodukten abgesondert. Die sogenannte »verdaute Nahrung« bildet die Ausgangsbasis der *Sapta Dhatu*, die nacheinander sieben verschiedene Evolutionsstufen durchlaufen, in deren Verlauf eine Art Potenzierung stattfindet (siehe untenstehende Übersicht).

Während die Bioenergien kausale Krankheitsfaktoren sind, stellen die Körpergewebe den Ort der Krankheiten dar. Generell ist die Bioenergie *Kapha* für alle Körpergewebe verantwortlich, insbesondere für Plasma, Muskel-, Fett- und Knochengewebe, Samen und Ovum. Störungen in einem der Körpergewebe bewirken auch eine Schwächung der nachfolgenden Gewebe. Im Verlauf seiner Entwicklung durchläuft jedes Gewebe verschiedene Veränderungen. Auf Grund der Wirkung eines gewebeeigenen Verdauungsprozesses *(Agni)* kommt es zur Bildung des stabilen Teils *(Sthayi)*. Im Verlauf dieser Digestion entstehen sekundäre Gewebe *(Upadhatu)*. Es fallen gewebespezifische Abfallprodukte *(Mala)* an. Durch diesen Reinigungsprozeß entsteht das formative Gewebe *(Asthayi)*, welches das Ausgangsprodukt für die nächste Gewebeart bildet.

Falls der Gewebestoffwechsel zu gering ausgebildet ist, wird zuviel Gewebe produziert, das von geringer Qualität ist. Falls der Gewebestoffwechsel zu hoch ist, wird zu wenig Gewebe produziert, es verbrennt förmlich. Die feineren, potenzierten Gewebearten dienen auch den gröberen als Energiespeicher. So ist Blut konzentriertes Plasma, Muskelgewebe konzentriertes Blut, Fettgewebe konzentriertes Muskelgewebe, und so weiter. Feineres Gewebe ist von geringerer Quantität als groberes, dessen Potenz jedoch um ein vielfaches höher. Während Plasma mit der Nahrungsaufnahme täglich gebildet wird, stellt die Bildung der anderen *Dhatu* einen langwieriger Prozeß dar. So werden ca. 35 Tage benötigt, bis aus Plasma Reproduktionsgewebe entsteht. Wie jedes Gewebe das nachfolgende unter-

Die sieben Körpergewebe

Gewebe	**Art**	**Funktion**
Plasma *(Rasa)*	zirkulierende Nährstoffe	Ernährung
Blut *(Rakta)*	hämoglobiner Teil des Blutes	Sauerstoff-austausch
Muskel *(Mamsa)*	Muskelgewebe	Bewegung
Fett *(Meda)*	Fettgewebe	Schmierung
Knochen *(Asthi)*	Knochengewebe	Stützung
Nerven *(Majja)*	Knochenmark und Nerven	Informationsfluß
Samen *(Shukra)*	Fortpflanzungsgewebe	Reproduktion

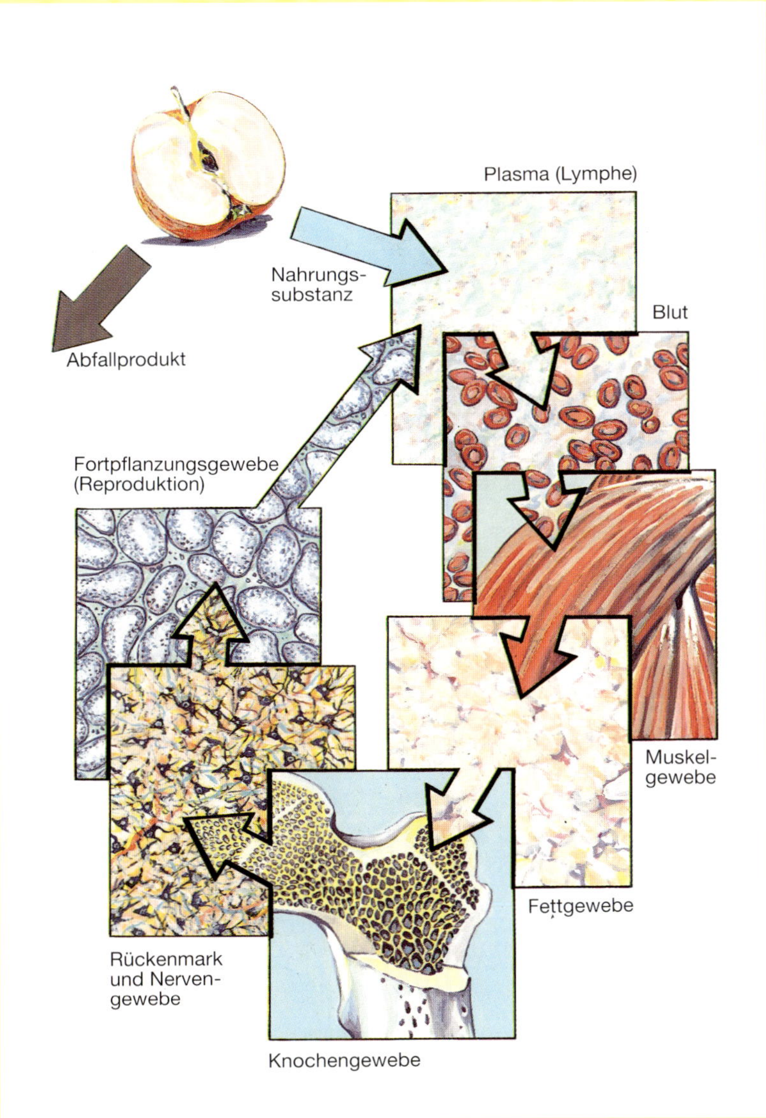

Die Formierung der sieben Körpergewebe (Sapta Dhatu) aus der Nahrung.

stützt, so unterstützt auch das potenzierte Fortpflanzungsgewebe die anderen und bildet somit einen geschlossenen Kreislauf.

Plasma

Rasa Dhatu ist die Grundsubstanz des Körpers und am ehesten mit der Lymphe vergleichbar. Diese eiweißhaltige Flüssigkeit zirkuliert im ganzen Körper und führt allen Gewebearten Nährstoffe zu. Das Plasma besorgt den Wasserhaushalt im Körper und erhält das Gleichgewicht der Elektrolyte. Plasma ist im ganzen Körper verteilt, aber seine Hauptsitze sind das Herz, die Blutgefäße, das Lymphsystem, Haut und Schleimhäute.
Wenn in genügender Menge vorhanden, entstehen Vitalität, ein Drang zu Bewegung und Aktivität, der Sinn für Schönheit und Freude. Das Wort *Rasa* kann mit Lebensfreude oder »Essenz des Lebens« übersetzt werden.

➪ Bei einem Mangel dieser Grundsubstanz werden Haut und Lippen rauh und trocken. Müdigkeit, Austrocknung, Lärmempfindlichkeit, Muskelzittern, beschleunigter Puls, Herzschmerzen und ein Gefühl der Leere im Herz sind weitere Symptome.

➪ Im exzessiven Stadium vermehren sich Schleim und Speichel; die Körperkanäle werden blockiert, Schwindel und Appetitlosigkeit entstehen und *Kapha* nimmt im ganzen Körper zu.

Das sekundäre Gewebe von Plasma sind Milch und menstruale Flüssigkeit. *Kapha* ist gleichzeitig Produzent von Plasma und dessen Abfallprodukt.

Blut

Die Versorgung der Zellen mit Sauerstoff geschieht durch die roten Blutkörperchen. Bekommt der Körper ausreichend Sauerstoff, führt dies zu einer natürlichen Körper- und Gesichtsfarbe. Viele Erkrankungen können durch Sauerstoffmangel der Gewebe entstehen. Wenn der Mensch genügend Blut besitzt, strahlt er vor Lebensenergie, er verfügt über Liebe und Vertrauen.

➪ Mangelerscheinungen sind Blässe, niedriger Blutdruck, Schock, Verlangen nach sauren und kalten Nahrungsmitteln, trockenes Gefühl im Kopf, Verlust der körperlichen Ausstrahlung sowie trockene, rissige Haut.

➪ Ein Übermaß von *Rakta Dhatu* führt zu Hauterkrankungen, Abszessen, Vergrößerung der Leber und Milz, Hypertonie (Bluthochdruck), Tumoren, Gelbsucht, Delirium (Bewußtseinstrübung), Hautbrennen, Rötung der Haut, der Augen und des Urins.

Das sekundäre Gewebe *(Upadhatu)* von Blut bilden Blutgefäße und Sehnen. Das Abfallprodukt *(Mala)* ist *Pitta,* welches nicht nur Produzent der *Dhatu* ist, sondern wenn zuviel Blutgewebe vorhanden ist, auch zum Abfallprodukt wird, was zu einer Überfunktion von *Pitta* führt.

Muskelgewebe

Das Muskelgewebe ermöglicht sowohl Bewegung wie Fortbewegung und hält den Körper zusammen. Wenn dieses Gewebe gut ausgebildet ist, verleiht es Kraft, Selbstbewußtsein und Mut.

➪ Mangelerscheinungen sind Abmagerung vor allem von Hüften, Bauch und Nacken. Es entstehen Müdigkeit, Schlaffheit der Glieder, Koordinationsstörungen, Unsicherheit.

➪ Bei einer Überproduktion von *Mamsa Dhatu* treten folgende Symptome ein: Schwellungen oder Tumore des Muskelgewebes, Anschwellen der Drüsen, Fettsucht, Vergrößerung der Leber, Irritierbarkeit und Aggressionen. Bei Frauen kann eine fibröse Beschaffenheit der Gebärmutter zu Fehlgeburten und Fruchtbarkeitsstörungen führen.

Sekundäre Gewebearten des Muskelgewebes sind Bänder und Haut. Zu den Abfallprodukten gehören der Nabel, die Ohrmuscheln und das Ohrenschmalz.

Fettgewebe

Die Aufgabe von Fettgewebe ist die Schmierung der Muskeln, Bänder, Gelenke und anderer Gewebe. Es verleiht eine gute Stimme. Psychologisch gibt es das Gefühl, umsorgt zu sein. Deshalb nehmen viele Leute an Gewicht zu, um dem Gefühl, nicht geliebt zu werden, etwas entgegenzusetzen.

➪ Zuwenig *Meda Dhatu* bewirkt Schwächung und Knacken der Gelenke, Müdigkeit, Ermüdung der Augen, Vergrößerung der Milz, Abmagerung, brüchige und schwache Haare, Nägel, Zähne und Knochen.

➪ Zuviel Fettgewebe führt zu Fettsucht, Müdigkeit, Bewegungseinschränkungen, Asthma, sexueller Schwäche, Durst, Hypertonie, Diabetes, Hängebusen, Hängebauch und im emotionalen Bereich zu Anhaftung an materielle Dinge sowie zu Angst.

Das Fettgewebe bildet als sekundäre Gewebeart das Bauchfett und als Abfallprodukt Schweiß.

Knochengewebe

Asthi Dhatu stützt alle Körpergewebe. Auch im psychischen Bereich verleiht ein gesundes Knochengewebe Sicherheit, Stabilität und Ausdauer. Das Knochengewebe ist ein Sitz von *Vata.*

➪ Mangelerscheinungen sind Übermüdung, Gelenkschmerzen, lockere Gelenke, Zahnzerfall, Haarausfall, brüchige Nägel.

➪ Exzessives Knochengewebe verursacht Knochenauswüchse, Sporne, extra Zähne, übergroßen Körperbau, Gelenkschmerzen, Mangel an Ausdauer, Arthritis, Knochenkrebs.

Sekundärgewebe sind die Zähne und Abfallprodukte Nägel und Haare.

Knochenmark und Nervengewebe

Eine Aufgabe des Knochenmarks ist es, die Hohlräume des Körpers mit Substanz zu füllen. Es bildet auch die Gelenkschmiere, befeuchtet Augen, Haut und Stuhl. Wenn in ausreichender Quantität vorhanden, verleiht Knochenmark ein Gefühl der Erfüllung. Im gegenteiligen Fall entstehen Lebensängste und Leere.

➪ Wenig Knochenmark kann folgende Störungen bewirken: Schwächung und Porosität der Knochen, Gelenkschmerzen, Schwindel, dunkle Augenränder, sexuelle Schwäche, Gefühle der Leere und Ängste. *Vata*-Erkrankungen führen oft zu einem Defizit von Nervengewebe.

➪ Zuviel *Majja Dhatu* führt zu Schweregefühl der Glieder und Gelenke, tiefen, schwer heilenden Wunden, Trübung und Infektionen der Augen.

Das Sekundärgewebe von Knochenmark und Nervengewebe ist das Kammerwasser der Augäpfel, als Abfallprodukte gelten Tränen und Sekretionen des Auges.

Fortpflanzungsgewebe

Die Aufgabe der Fortpflanzungsgewebe ist die Fähigkeit, neues Leben zu erzeugen. *Shukra* bedeutet wörtlich Samen, steht aber auch für das Ovum und generative Flüssigkeiten im allgemeinen.

➩ Ein Defizit von Fortpflanzungsgewebe führt zu Kraftlosigkeit, Behinderung oder Verlangsamung der Ejakulation, Impotenz, Immunschwäche, Rückenschmerzen im Lendenbereich, Austrocknen der Schleimhäute, Unsicherheit und Absenz von Liebesfähigkeit.

➩ Zuviel *Shukra Dhatu* führt zu übermäßigem Sexualtrieb und zu Wutanfällen. Es kann zu Steinbildung der Samenflüssigkeit und zu einem Anschwellen der Prostata kommen.

Sekundärgewebe des Fortpflanzungsgewebes ist *Ojas*, die subtile Essenz aller Körpergewebe. Abfallprodukt ist das Smegma.

Shukra Dhatu unterhält die Funktion der Autoimmunität. Nur ein ausreichendes Vorhandensein dieses Gewebes garantiert ausreichenden Immunschutz. Übermäßige sexuelle Aktivität führt zu Verlust des *Shukra Dhatu*. Entsprechend Ayurveda kommt es nicht von ungefähr, daß der AIDS-Virus vor allem in sexuell sehr aktiven Kreisen (hetero-, bi- oder homosexuell) oder dort, wo Körpergewebe systematisch von Drogenkonsum zerstört wird, Verbreitung gefunden hat.

Dieses Gewebe wird erst nach genügender Ausbildung und Reife aller anderen *Dhatu* gebildet, d. h. im Kindes- und Jugendalter muß vorest einmal gewährleistet werden, daß alle anderen Gewebe richtig und vollständig produziert werden. Leider führt die extreme sexuelle Stimulation, welcher heute auch Jugendliche ausgesetzt sind, zur verfrühten Produktion von *Shukra Dhatu*. Werden bereits Kinder oder Jugendliche sexuell aktiv, entstehen bleibende Schäden im Knochen- und Nervengewebe sowie anderen Geweben.

Einige Autoren beschreiben *Ojas* als achtes Gewebe, welches als die Essenz aller anderen Gewebe gilt und keine physikalische Substanz mehr ist. Sie wird als »Saft der Lebensenergie« bezeichnet und hat ihren Sitz im Herzchakra. Wir beschränken uns hier auf sieben Körpergewebe, von denen, wie bereits erwähnt, das nachfolgende immer eine Steigerung in der Potenz des vorangegangenen darstellt. Plasma wird zu Blut, Blut zu Muskelgewebe, Muskelgewebe zu Fettgewebe, Fettgewebe zu Knochengewebe, Knochengewebe zu Knochenmark und Knochenmark zu Fortpflanzungsgewebe. Damit bildet *Shukra Dhatu* die höchste Potenz.

Körperliche Abfallprodukte *Mala*

Mala sind jene Produkte, die ständig aus dem Körper eliminiert werden. Dazu gehören die grobstofflichen wie Stuhl, Urin und Schweiß. Entsprechend der normalen Über- oder Unterfunktion der drei Bioenergien und sieben Gewebearten reagieren auch die Abfallprodukte. Auf diese verschiedenen Eigenschaften werden wir in der Diagnostik (Kapitel 5) noch zu sprechen kommen. Feinstoffliche Abfallprodukte (*Sukshma Mala* oder *Kleda*) verlassen den Körper über die Poren im Epithelgewebe, der obersten Zellschicht des Haut- und Schleimhautgewebes. Hinzu kommen noch die oben beschriebenen *Dhatu Mala*, die bei der Potenzierung der Körpergewebe anfallen.
Ein solider Gesundheitszustand kann nur erreicht werden, wenn die Abfallprodukte rechtzeitig ausgeschieden werden. Ihre Akkumulation im Körper führt zwangsläufig zu einer Störung der Bioenergien und damit zu verschiedenen Erkrankungen.

3
Die Biotypologie
Prakriti Pariksha

Ayurveda betrachtet Krankheit nicht als unabhängigen Faktor, sondern nur im Zusammenhang mit der individuellen Konstitution. Einerseits haben wir also eine Störung der Bioenergien *Vata*, *Pitta* und *Kapha*, andererseits eine nicht austauschbare einmalige Person, denn Menschsein ist die einzige Ähnlichkeit, die wir alle gemeinsam haben. Neben physischen und psychischen Unterscheidungsmerkmalen können Menschen auch entsprechend der Vorherrschaft der einen oder anderen Bioenergie eingeteilt werden.

Der Begriff *Prakriti* hat hier eine andere Bedeutung als »Urmaterie«. In diesem Zusammenhang bedeutet er »der konstitutionelle Ansatz eines Individuums«, kurz Biotypus. Dieser Biotypus oder *Prakriti* wird zur Zeit der Befruchtung durch verschiedene Faktoren bestimmt. Die vererblichen Qualitäten von Sperma und Ovum stehen dabei im Vordergrund. Daneben spielen die Ernährung der Mutter, vorherrschende bioenergetische Bedingungen, Psyche, Bewußtsein, Örtlichkeit und Konstellation eine Rolle; diese Faktoren sind jedoch sekundär.

CARAKA und andere Autoren unterscheiden 4 Biotypen:

1. *Vata Prakriti* = eine Person mit vorherrschender *Vata*-Bioenergie.
2. *Pitta Prakriti* = eine Person mit vorherrschender *Pitta*-Bioenergie.
3. *Kapha Prakriti* = eine Person mit vorherrschender *Kapha*-Bioenergie.
4. *Sama Prakriti* = eine Person mit ausgeglichenen Bioenergien.

Dabei handelt es sich in der Praxis natürlich immer um Mischformen der Bioenergien, deshalb der Ausdruck »vorherrschend« oder prominent. Andere Autoren wie VAGBHATA sprechen auch von Mischtypen von jeweils zwei Bioenergien. Der Einfachheit halber ist aber die Unterteilung in nur vier Typen vorzuziehen.

Die Eigenschaften der prominenten Bioenergie formen auch den Charakter einer Person. Entsprechend reagiert jeder Mensch anders auf Umwelteinflüsse, Schicksalsschläge, Nahrung, Medikamente oder physikalische Therapien. Fließbandmäßige medizinische Behandlungen oder Massenproduktion von Medikamenten und deren Konsum können deshalb weder eine Verbesserung noch Heilung garantieren. Das gleiche gilt für die Schlagworte der Gegenseite wie »Fasten für alle« oder »Birchermüesli für alle«. Jeder Ayurveda-Behandlung liegt das Prinzip des Biotypus zugrunde, ohne dessen genaue Bestimmung kein Patient behandelt wird.

In früheren Zeiten stellten auch in Europa die Ärzte oder Apotheker für jeden ihrer Patienten oder Kunden eine individuelle Rezeptur zusammen und mischten diese in ihren Mörsern. Sie kannten meistens die markanten Charaktereigenschaften ihrer Klientel und berücksichtigten diese in ihren Therapien. Es fehlte ihnen aber eine wissenschaftliche These wie die der Ayurveda. Später waren sie darum nicht in der Lage, den Argumenten der modernen Wissenschaftler etwas entgegenzusetzen. Heute hat sich die Situation grundlegend verändert, denn die unzufriedenen und auch besser informierten Konsumenten lehnen Einheitstherapien und verordneten Medikamentenkonsum ab und suchen alternative Wege. Es herrscht die Meinung, daß die modernen Wissenschaftler ihre Versprechungen nicht einhalten konnten. Zudem hat die Pharmazie im Namen des wirtschaftlichen Fortschritts auch unsere Umwelt zerstört.

Ermittlung des Biotypus

Anhand des nachfolgenden Tests können auch Sie Ihre individuelle Konstitution bestimmen. Mit diesem Ergebnis finden Sie dann in Kapitel 7 den entsprechenden Diätplan und in Kapitel 8 lebenskundliche Maßnahmen. Beides wird Ihnen bestimmt helfen, Ihre Lebensqualität zu steigern.

Jeder Mensch hat Anrecht auf ein gesundes, langes Leben. Setzen Sie sich aktiv für dieses Recht ein, denn schon CARAKA sagte vor rund dreieinhalbtausend Jahren: »Die menschlichen Aktivitäten bestehen grundsätzlich aus Religiosität, wirtschaftlichem Fortschritt, Sinnesfreuden und spiritueller Emanzipation. All diese Ziele können aber nur erreicht werden, solange wir einen gesunden Geist und Körper besitzen. Deshalb ist die wichtigste menschliche Tätigkeit eigentlich der Schutz und die Erhaltung der Gesundheit.« All unsere harte Arbeit, der unermüdliche Ehrgeiz und die strikteste Moral nützen uns gar nichts, wenn wir nicht mehr am Leben sind. Stellen Sie sich den Aufwand vor, um für ein neues Auto oder ein Haus zu sparen. Auf der anderen Seite wird die Gesundheit vollkommen vernachlässigt. Krankheit und Tod sind aber nicht nur statistische Daten der Versicherungsgesellschaften. Sie können von jedem direkt beeinflußt werden. Gesundheitvorsorge ist deshalb unsere erste und wichtigste Pflicht.

Die folgende Tabelle besteht aus einer Aufzählung von Eigenschaften und Beschwerden, die sich auf die drei Bioenergien beziehen. Lesen Sie alle Fragen sorgfältig durch und versehen Sie die für Sie zutreffenden Beschreibungen mit einem Kreuz. Wählen Sie im Zweifelsfall die naheliegendste Lösung. Nachdem Sie alle Fragen beantwortet haben, können Sie die Punktzahl jeder einzelnen Kolonne ermitteln, indem Sie für jede Markierung 1 Punkt berechnen.

Wenn Sie in Spalte 1 die höchste Punktzahl erreicht haben, sind Sie eine *Vata*-Person; die meisten Punkte in Spalte 2 weisen den *Pitta*-Typ aus; die meisten Punkte in Spalte 3 den *Kapha*-Typ. Ist der Punktestand in allen drei Spalten gleich, sind Sie eine ausgeglichene Person.

Test zur Ermittlung des Biotyps

	1	2	3
Neigen Sie eher zu	Untergewicht ☐	Idealgewicht mit guter Muskulatur ☐	Übergewicht ☐
Ist Ihr Körperbau	feingliedrig ☐	normalgliedrig ☐	großgliedrig ☐
Sind Sie	sehr klein oder ☐ sehr groß ☐	von mittlerer Größe ☐	klein u. stämmig ☐ oder groß u. stämmig ☐
Sind Ihre Hüften	schmal ☐	mittel ☐	breit ☐
Sind Ihre Schultern	schmal ☐	mittel ☐	breit ☐
Ist Ihre Brust	flach ☐	normal entwickelt ☐	voll entwickelt ☐
Ist Ihr Haar	normal ☐	Glatzenbildung / früh ergraut ☐	dicht ☐
Hat Ihr Gesicht	unregelmäßige Züge ☐	markante Züge ☐	rundliche Züge ☐
Sind Ihre Augen	klein ☐	mittel ☐	groß ☐
	trocken ☐	gerötet ☐	feucht ☐
Ist Ihre Nase	klein ☐	mittel ☐	groß ☐
	schmal, lang ☐	gerade, spitz ☐	breit ☐
Sind Ihre Lippen	schmal, eher dunkel ☐	mittel, rot, weich ☐	breit, samtig ☐
Sind Ihre Zähne	nicht gerade ☐	mittel, gerade ☐	groß, gerade ☐
Sind Ihre Finger	schmal, lang ☐	regelmäßig ☐	breit, eckig ☐
Sind Ihre Nägel	brüchig ☐	weich ☐	kräftig, dick ☐
Sind Ihre Füße	klein, schmal ☐	mittel ☐	groß, breit ☐
Sind Ihre Füße und Hände	kalt u. trocken ☐	warm u. rosa ☐	kühl u. feucht ☐
Ist Ihre Haut	trocken ☐	sommersprossig ☐	weich u. glatt ☐
	bräunlich ☐	leuchtend ☐	hell, weiß ☐
Sind Ihre Venen	gut sichtbar ☐	schwach sichtbar ☐	nicht sichtbar ☐
Wo sind Fettpolster	um die Taille ☐	gleichmäßig verteilt ☐	um Schenkel u. Gesäß ☐
Sind Sie	hyperaktiv ☐	aktiv ☐	ein wenig lethargisch ☐

bitte umblättern

Gehen Sie	eher schnell □	normal □	eher langsam □
Ist Ihr Schlaf	leicht u. unterbrochen □	kurz u. ausgeglichen □	lang u. schwer □
Ist Ihr Durst	veränderlich □	gut □	nicht ausgeprägt □
Ist Ihr Appetit	veränderlich □	stark □	mäßig □
Ist Ihr Schweiß	spärlich, geruchlos □	viel mit starkem Geruch □	normal mit angenehmem Geruch □
Ist Ihr Urin	wenig, aber häufig □	normal, häufig □	viel, weniger häufig □
Ist Ihr Stuhlgang	hart, dunkel □	lose, gelblich □	weich, gut geformt □
	Verstopfung □	Durchfall □	normal □
Ist Ihre Kreativität	ausgeprägt u. ideenreich □	erfinderisch u. technisch-wissenschaftlich □	im geschäftlichen Bereich □
Ist Ihr Gedächtnis	mittelmäßig □	ausgezeichnet □	gut □
Ist Ihre Entscheidungsfähigkeit	problembeladen □	schnell, sicher □	wohlüberlegt □
Ist Ihre Sprache	schnell □	laut □	melodisch □
Sind Sie mit Geld	verschwenderisch □	methodisch □	sparsam □
Sind Sie	schüchtern □	eifersüchtig □	fürsorglich □
	nervös □	ehrgeizig □	lethargisch □
	unsicher □	egoistisch □	selbstzufrieden □
	intuitiv □	praktisch □	belastbar □
Ist Ihr Sexualtrieb	extrem oder fällt ins Gegenteil □	leidenschaftlich u. dominierend □	konstant u. treu □
Lieben Sie	Reisen □	Sport □	Ruhe □
	Kunst □	Politik □	Geschäft □
	Esoterik □	Luxus □	gutes Essen □
Fürchten Sie	Kälte, Wind u. Trockenheit □	Hitze u. Mittagssonne □	Kälte u. Feuchtigkeit □
Auswertung	**Punkte**	**Punkte**	**Punkte**

Vata-Person

Zum *Vata*-Typ gehören alle Menschen mit geringem Gewicht und leichtem Körperbau. Typisches Körpermerkmal ist sein ausgeprägter Adamsapfel. Seine physischen Eigenschaften sind aus der Grafik auf Seite 46 zu ersehen. Dieser Typ ist begeisterungsfähig, ebenso schnell im Handeln und neigt zu Vergeßlichkeit. Er redet manchmal mehr, als er sollte. Seine Kreativität liegt im künstlerischen Bereich. Gern befaßt er sich mit Esoterik, kann hellseherische oder heilende Kräfte in sich entdecken und ein asketisches Leben führen. Von Natur aus ist er sensibel und schüchtern. Es kommt vor, daß er seine Ausbildung vorzeitig abbricht oder die Arbeit wechselt.

Da beim *Vata*-Typ die Bioenergie *Vata* überwiegt, ist dieser Typ für alle *Vata*-Erkrankungen besonders anfällig. *Vata*-Erkrankungen sind rheumatische Erkrankungen, Nervosität, Ischias, Schlaflosigkeit, trockene Haut, Verstopfung, Zahnfleischschwund, Nierenschwäche, Knochenschwäche, Impotenz, Unfruchtbarkeit, Herzschwäche, Koliken, Blähungen, Stottern, Ohrensausen, mit Krämpfen verbundene, unregelmäßige Regel, Krampfadern, Lähmungen, Blutgerinnsel, Auszehrung, Schüttelfrost, schlechte Blutzirkulation und ähnliche.

Vata-Typen benötigen eine Arbeit ohne übermäßiger körperlicher Tätigkeit, und der Arbeitsplatz sollte sich an einem warmen, geschützten Ort befinden. Auch sollten sie sich nicht ständig konzentrieren müssen, andernfalls wird ihre Gesundheit stark beeinträchtigt.

Pitta-Person

Der *Pitta*-Typ ist der Mitteltypus zwischen den beiden Extremen von *Vata* und *Kapha*. Er hat dank seines gut funktionierenden Stoffwechsels und seines Drangs zu körperlicher Tätigkeit einen gesunden, muskulösen Körperbau (siehe hierzu die Grafik auf Seite 46/47). Dieser Typ hat einen stets wachen Geist. Der ausgeprägte Ehrgeiz bringt ihn im Leben weiter. Seine Kreativität ist methodisch, erfinderisch und entfaltet sich im technischen wie im wissenschaftlichen Bereich. Er ist ein guter Redner und verkauft sich und seine Produkte gut. Seine Aggressivität kann auch in Feindseligkeit und Ungeduld umschlagen. Seine Haare ergrauen früher als bei den anderen Typen und er neigt zu Glatzenbildung. Er muß regelmäßig und genug essen und trinken. Dank seiner guten Auffassungsgabe und seines ausgezeichneten Gedächtnisses liebt er intellektuelle Tätigkeiten.

Ständige Anspannung und Überreizbarkeit führen beim *Pitta*-Typ oft zu hohem Blutdruck. Er ist infarktgefährdet. Weitere Übel sind Magengeschwüre, Tumore, Magen-, Darm-, Hautkrebs, Psoriasis (Schuppenflechte), Drüsenentzündungen, Infektionen, Milzentzündung, Hepatitis (Leberentzündung), Infektionen der Harnwege, Sodbrennen, Herpes, übermäßig stark blutende Regel und ähnliche Erkrankungen.

Dieser Biotypus muß bei seiner Arbeit gefordert werden. Sein Arbeitsplatz sollte nicht nahe einer Hitzequelle liegen.

Kapha-Person

Zu den *Kapha*-Typen gehören Menschen mit schwerem, stabilem Körperbau (siehe Grafik auf Seite 47). Sie verfügen über Stärke und Ausdauer und führen ihre Pläne langsam, aber mit Sicherheit und Selbstvertrauen durch, was ihnen meistens einen gewissen

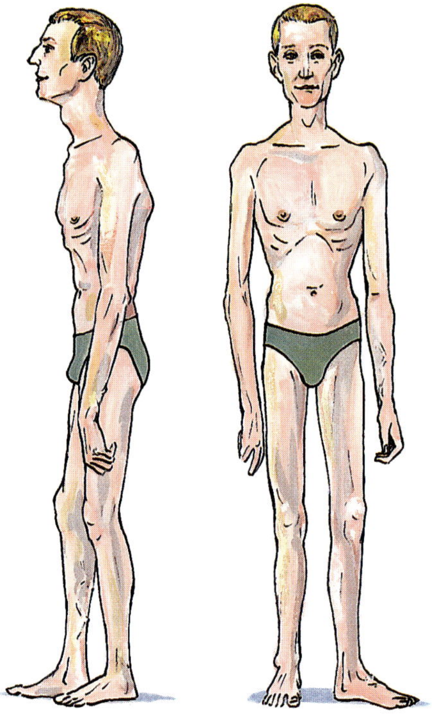

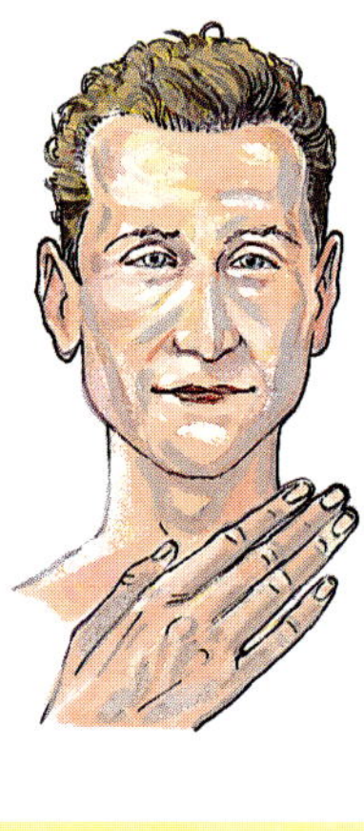

Vata-Typ

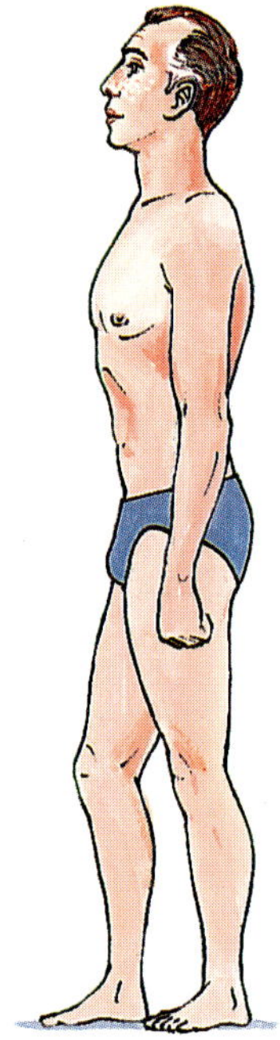

Pitta-Typ

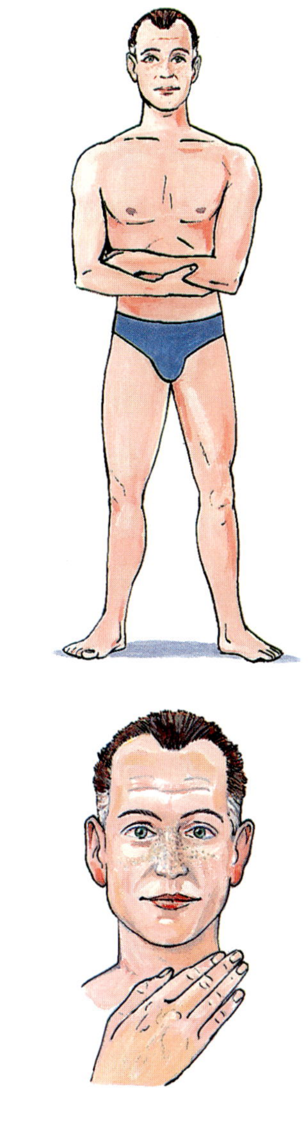

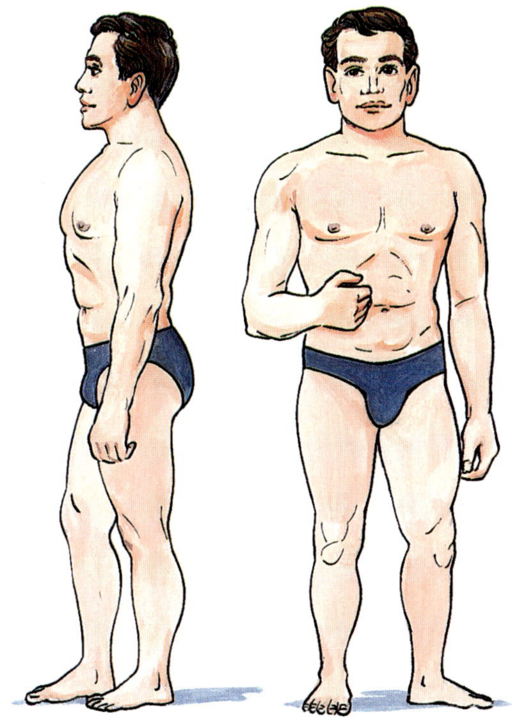

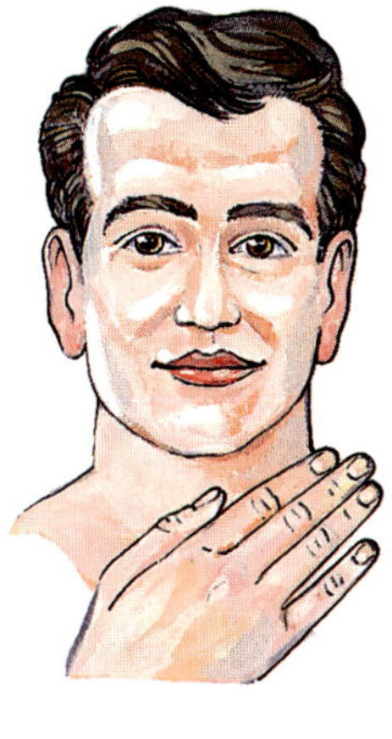

Kapha-Typ

Wohlstand einbringt. Sie sind schwer aus der Ruhe zu bringen, manchmal lethargisch, und sie lassen lieber andere für sich arbeiten, was ihnen auch gelingt, denn sie haben einen ausgeprägten Unternehmersinn. Ihre guten Seiten sind ihre Verläßlichkeit, Geduld, Liebenswürdigkeit und Großzügigkeit. Die schlechten Eigenschaften sind ausgeprägter Materialismus, Geiz, Passivität und der Hang, zu viel und zu oft zu schlafen.

Häufige Leiden dieser Gruppe sind Übergewicht, Appetitlosigkeit, schwache Verdauung, mangelhafte Zirkulation, Diabetes, Erbrechen, Grippe, Erkältungen, verschleimte Bronchitis, Asthma, Nierensteine, geschwollene Lymphdrüsen, gutartige Tumore, Wassersucht, Kropf, Lungen- und Brustkrebs, Candidosis (Pilzbefall) und ähnliche.

Dieser Biotyp kann auch schwere, körperliche Arbeit verrichten. Zuviel sitzende Tätigkeit wird sein körperliches Volumen weiter anschwellen lassen. Er eignet sich für Öffentlichkeitsarbeit, als Unternehmer oder in leitender Funktion. Wenn sein Arbeitsplatz nicht vor Nässe und Feuchte geschützt ist, wird der *Kapha*-Typ unter Gelenkschmerzen leiden.

Ausgeglichene Person

Dies ist gesundheitlich wie seelisch der Idealfall. Alle Bioenergien sind ausgeglichen. Dieser Biotyp ist wenigen Gefühlsschwankungen ausgesetzt und auch sehr gut vor Krankheit geschützt. Falls er doch erkranken sollte, ist dies entweder einer einseitigen Ernährungsweise oder äußeren (klimatischen, jahreszeitlichen) Einflüssen zuzuschreiben. Ausgeglichene Menschen achten immer auf jedes noch so kleine Detail, folgen einem strengen Tagesablauf, denn auch hier gilt: Ohne Fleiß kein Preis. Sie gelten als große Vorbilder und nehmen wichtige Positionen in der Gesellschaft ein. Leider sind sie sehr selten.

Es besteht natürlich auch die Möglichkeit, daß Sie in zwei Kolonnen gleich viele Punkte haben. Diese Typen besitzen dann die Qualitäten von zwei Biotypen.

4
Anatomische Aspekte in der Ayurveda
Sharira

Körperkanäle
Srotas

Der menschliche Körper besteht aus einem riesigen System verschiedenartiger Kanäle *(Srotas)*. Einerseits dienen sie zur Nahrungsversorgung des Gewebes und der Organe, andererseits tragen sie dazu bei, den ganzen Organismus sauberzuhalten. Ihre physikalischen Strukturen sind von bestimmter Anzahl und spezifischer Funktion *(»Caraka Samhita«, Nidana Sthana 5.3)*. CARAKA verwirft jedoch die These, daß der Mensch lediglich aus der Summe solcher Kanäle bestehe. Er argumentiert, daß die *Srotas* nur Zirkulationskanäle sind und sich als solche von den Substanzen, die sie befördern, und deren Destination klar unterscheiden.
Die *Srotas* bestehen aus einem Netzwerk von »offenen Räumen« im Körper. Ein ungestörter Fluß durch diese Kanäle bedeutet Gesundheit. Krankheit hingegen kann bei vier verschiedenen Malfunktionen auftreten:

1. Exzessive Zirkulation:
Sie entsteht, wenn zu viele Substanzen durch die *Srotas* transportiert werden oder diese zu schnell fließen. So entsteht eine Hyperfunktion, welche zu bestimmten Gewebe- und Organüberentwicklungen führen kann.

2. Mangelnde Zirkulation:
Sie entsteht, wenn zu wenig Substanzen durch die Kanäle transportiert werden oder diese zu langsam fließen, was zu einer Hypofunktion, einer Unterentwicklung oder einem Austrocknen eines Gewebes oder Organes führen kann. Zudem werden die körperlichen Abfallprodukte nicht richtig ausgeschieden und somit im Körper gespeichert.

3. Blockierung der Zirkulation:
Eine Blockierung entsteht, wenn Bioenergien, körperliche Abfallprodukte oder unverdaute Nahrung (*Ama*) sich ansammeln und verhärten. So können ganze Organe oder Gewebeteile verkümmern.

4. Beschädigung eines Körperkanals:
Das ist meistens das Resultat einer Blockierung. Die zirkulierenden Substanzen suchen eine Möglichkeit,die Blockierung zu umgehen, und gelangen so direkt ins Gewebe oder in die Organe. Da die Substanzen für die Gewebe, in die sie eindringen, unverträglich sind, d. h. organisch nicht zusammenpassen, können beträchtliche Schäden entstehen.

Überschüssige Bioenergien, körperliche Abfallprodukte und unverdaute Nahrung führen meistens zu Störungen der Zirkulationskanäle, wobei *Vata* als Hauptfaktor des Flusses in den Kanälen gilt. Diese Zirkulationskanäle haben eine bestimmte Ähnlichkeit mit den verschiedenen physiologischen Systemen der modernen Medizin; gemäß der ayurvedischen Philosophie beinhalten sie aber auch gewisse feinstofflichere Energieflüsse, wie die Meridiane der chinesischen Medizin. Krankheiten werden entsprechend den betroffenen Systemen klassifiziert. Die

Ayurveda-Medizin verfügt über eine komplexe Symptomatologie der Zirkulationskanäle. Dieses Wissen und Erkennen von Krankheitsanzeichen ist ein wichtiges diagnostisches Werkzeug in der Bestimmung von Natur, Lokalisation und Stadium einer Krankheit.

Der Körper besteht aus verschiedenen Zirkulationskanälen. Einige transportieren die Grundsubstanzen eines Körpergewebes *(Dhatu)* zum nächsten; andere befördern gesundheitsfördernde oder krankheitserregende Bioenergien, und eine nächste Gruppe besorgt die Abfallbeseitigung. SUSRUTA spricht von neun nach außen gerichteten Öffnungen der Kanäle: Augen, Ohren, Mund, Nasenlöcher, Anus und Harnröhre. Bei Frauen bestehen drei weitere Öffnungen: die Brüste, aus denen Muttermilch fließt *(Stanya Vaha Srota)*, und die generische Passage, durch welche die Menstruation fließt *(Artava Vaha Srota)*.

In der »*Caraka-Samhita*« werden dreizehn verschiedene Systeme und ihre entsprechenden Funktionen aufgezählt *(Vimana Sthana, 5.6)*:

Prana Vaha Srota versorgen den Blutstrom von außen mit Lebensatem *(Prana)*. Dies sind primär die Atmungsorgane, sekundär Herz und Dickdarm. Sie werden durch Unterdrückung der natürlichen körperlichen Dränge und durch fette oder ölhaltige Nahrungsmittel aus dem Gleichgewicht gebracht. Eine Störung äußert sich durch Atembeschleunigung und Atembeschwerden, verbunden mit Schmerzen oder Atemgeräuschen. Behandelt wird sie wie Atemwegserkrankungen.

Anna Vaha Srota bestehen aus dem gastrointestinalen Trakt, dessen Aufgabe die Beförderung der Nahrung ist. Eine Störung tritt bei ungeeigneter und unregelmäßiger Nahrungsaufnahme sowie bei schwacher Verdauung auf. Symptome sind Kolik, Erbrechen, schlechte Verdauung, abnormaler Durst, Sehstörungen u.ä. Behandelt wird sie wie Verdauungsstörungen.

Udaka Vaha Srota befördern das Serum (flüssiger, hauptsächlich Eiweißkörper enthaltender, nicht mehr gerinnbarer Anteil des Blutplasmas) und die Lymphe (eiweißhaltige Körperflüssigkeit im eigenen Gefäßsystem, die für den Stoffaustausch der Gewebe sehr wichtig ist). Diese Körperflüssigkeiten befinden sich im Gaumen *(Talu)*, in der Bauchspeicheldrüse *(Kloman)* und sind hauptsächlich an der Zuckerverdauung beteiligt. Störungen treten bei Hitze, übermäßigem Alkoholgenuß, durch trockene Nahrungsmittel, Wassermangel und Verdauungsstörungen auf. Symptome sind ein trockener Gaumen und Hals sowie übermäßiger Durst.

Die nächsten sieben Zirkulationssysteme transportieren die sieben Körpergewebe *(Dhatu)*:

Rasa Vaha Srota befördern das Plasma (flüssiger Teil des Blutes und der Lymphe). Sie werden durch ölige, kalte, schwere Nahrung, Sorgen und Ängste provoziert. Anschwellen von Körperteilen, Auszehrung sowie Atembeschwerden sind Symptome und werden durch Fasten beseitigt.

Rakta Vaha Srota lassen das Blut zirkulieren. Zu diesen Körperkanälen zählen die Blutgefäße und die Kapillaren, also kleinste Blutgefäße allgemein sowie speziell in Leber und Milz. Störungen entstehen durch Alkohol, Hitze, Sonnenstich, scharfe und ölhaltige Nahrung. Symptome sind Hautbrennen, Rötung, Fieber, Hämorrhagie (Blutungen), gerötete Augen etc. Der Aderlaß ist eine Behandlung dieser Störung.

Mamsa Vaha Srota transportieren Muskelgewebe. Diese Kanäle befinden sich in den Bändern und im nahe den Muskeln gelegenen Hautgewebe. Ungenügendes Kauen, schwerverdauliche Nahrung und Schlaf unmittelbar nach dem Essen bewirken eine Blockierung dieser Kanäle. Symptome sind Krampfadern, Muskelatrophie (Gewebeschwund) und Anschwellen von Körperteilen. Beseitigt werden solche Störungen durch einen chirurgischen Eingriff oder durch eine Kauterisation (Verödung).

Medo Vaha Srota sind Kanäle, die Fettgewebe transportieren. Sie sitzen vor allem in den beiden Nieren und dem Omentum (Bauchnetz). Sie werden durch ungenügende körperliche Aktivität, Tagesschlaf, Alkohol und fette Nahrung gestört. Als Symptome treten übermäßiges Schwitzen, ölige Haut, weißer Gaumen, Körperschwellungen und abnormaler Durst auf. Die Therapie besteht aus einer Abmagerungskur.

Asthi Vaha Srota versorgen das Knochengewebe. Sie sitzen vor allem in der Beckengegend, wo sich die größten menschlichen Knochen befinden. SUSRUTA erwähnt diese Kanäle nicht. Diese Zirkulationskanäle werden durch übermäßige sportliche oder körperliche Tätigkeit und Nahrungsmittel, die eine Überfunktion von *Vata* bewirken, gestört. Symptome sind Schmerzen in den Knochen und Zähnen sowie krankhafte Veränderungen der Haare und Nägel. Behandelt wird mit *Panchakarma*-Reinigungskuren.

Majja Vaha Srota sind Körperkanäle, welche vor allem die zerebrospinale, d. h. Gehirn und Rückenmark betreffende Flüssigkeit transportieren und in den Knochen und Gelenken zu finden sind. Ihr Fluß wird durch Verletzungen, Überbeanspruchung der Knochen und unverträgliche Ernährungsweise beeinträchtigt. Symptome sind schmerzende Fingergelenke, Schwindel, Ohnmachtsanfälle oder tiefe Abszesse an den Fingergelenken. Hier wird eine Diät von Nahrungsmitteln mit süßem und bitterem Geschmack empfohlen.

Shukra Vaha Srota sind Kanäle, die das Fortpflanzungsgewebe befördern. Dazu gehören Samen- und Eileiter. Sie werden sowohl von unzeitiger, übermäßiger, unnatürlicher oder unterdrückter sexueller Betätigung gestört. Symptome sind Impotenz, verzögerte oder mit Blut vermischte Emission. Auch hier wird eine Diät von Nahrungsmitteln mit süßem und bitterem Geschmack empfohlen sowie eine Reinigungskur.

Sveda Vaha Srota transportieren den Schweiß. Sie befinden sich vor allem im Fettgewebe und an den Haarfollikeln. Eine dicke Person neigt daher zu vermehrter Schweißabsonderung. Diese Kanäle können durch übermäßige körperliche Betätigung, Hitze, abwechselnde Einnahme von sehr kalten und sehr heißen Getränken oder Nahrungsmitteln und psychische Belastung beeinträchtigt werden. Symptome sind übermäßige oder mangelnde Schweißabsonderung sowie ein brennendes Gefühl der Haut. Behandelt wird diese Störung wie Fieber.

Purisha Vaha Srota befördern den Stuhl aus dem Körper. Sie bestehen aus Dickdarm und Rektum. Eine Störung entsteht durch übermäßiges Essen oder Nahrungseinnahme, bevor die vorangegangene Mahlzeit richtig verdaut worden ist. Symptome sind Verstopfung, Blähungen, wäßriger Stuhl, fauler Geruch vom abgehenden Stuhl und Schmerzen beim Stuhlgang. Behandelt wird wie bei Durchfall.

Mutra Vaha Srota entsorgen den Urin und bestehen aus den Harnwegen. Störungen treten auf, wenn man trotz starkem Drang zum Wasserlassen ißt oder Sexualverkehr hat. Symptome sind übermäßiges oder unvollständiges Urinieren, Gefühlslosigkeit in den Genitalien, Verstopfung u.ä. Behandelt wird wie bei einer Retention des Urins, d. h. der Unfähigkeit des Wasserlassens.

Vitalpunkte
Marmas

Einen wichtigen Aspekt der ayurvedischen Anatomie bilden die Vitalpunkte *(Marmas);* s. hierzu Seite 56/57. Eine Verletzung dieser Punkte – zum Beispiel durch Durchbohren mittels einer Waffe (Pfeil oder Kugel), durch einen harten Schlag oder eine Verbrennung – bewirken eine permanente Schädigung oder gar den Tod. Das Wissen über die Vitalpunkte stellte einen wichtigen Teil der Ausbildung in den asiatischen Kampfkünsten und der Chirurgie dar, denn einerseits konnte eine Verletzung dieser Punkte den Feind unschädlich machen, andererseits war nur ein geübter Chirurg in der Lage, durch einen geschickten Eingriff den Patient oder das Organ zu retten.

An diesen vitalen Punkten konzentrieren sich die Lebenskräfte. Hier treffen Muskel-, Fett- und Knochengewebe, Venen, Arterien, Bänder und Gelenke aufeinander. Sie sind der primäre Sitz des aktivierenden Luftprinzips *Vayu,* des kühlenden Mondes *Soma* und des Feuerelementes *Tejas,* der drei Omnisubstanzen *Sattva, Rajas* und *Tamas* sowie der Wahrnehmungsfähigkeiten der fünf Sinne.

Schon früh wurde entdeckt, daß durch Massage der Vitalpunkte innere Organe und Systeme gestärkt werden konnten. Auch hier waren die Meister der Kampftechnik führend. Noch heute wird die klassische Kampfkunst und ihre Massagetechnik in Südindien praktiziert. Es ist geschichtlich nachgewiesen, daß mit dem Buddhismus diese Kampfkunst nach China und Japan gelangte.

Die Verbindung von ausgewählten arzneilichen Ölen, Akupressur, Synchronmassagen und verschiedenen anderen speziellen Anwendungen führte zur Entwicklung der hohen Schule der Ayurveda-Massagetechnik, die bei schweren körperlichen Erkrankungen wie Polio (spinale Kinderlähmung) und bei psychischen Störungen wie Psychose, aber auch in der Reinigungs- und Verjüngungstherapie, erfolgreich angewandt werden kann.

Die Vitalpunkte werden entsprechend ihrer Lokalisation, ihres Körpergewebes und ihres Verletzungseffekts klassifiziert. Sie werden in Querfingern (*Anguli* = 1.90 cm) gemessen. Dies gilt auch für ihre Lokalisation. Man zählt 107 Vitalpunkte im menschlichen Körper:

Lokalisation:
22 an den oberen Extremitäten,
22 an den unteren Extremitäten,
12 an Bauch und Brustkasten,
14 am Rücken,
37 an Kopf und Hals.

Zusammensetzung:
41 in den Blutgefäßen,
11 im Muskelgewebe,
27 in Bändern und Sehnen,
20 in den Gelenken,
8 in den Knochen.

Verletzungseffekt:
19 bewirken den sofortigen Tod,
33 bewirken den zeitigen Tod,
3 bewirken den Tod, wenn sie von einem Fremdkörper (Pfeil, Messer, Kugel etc.) durchdrungen werden,
44 bewirken Invalidität,
8 sind sehr schmerzhaft.

Akupressureffekte der Vitalpunkte

Marma	Größe in Querfingern	Anzahl	Lokalisation	Gewebe	Auswirkung bei Verletzung	Auswirkung bei Akupressur
1 *Talahridaya*	1/2	4	im Zentrum beider Handflächen und Fußsohlen	Muskel	zeitiger Tod	stimuliert die Lungen
2 *Kshipra*	1/2	4	zwischen Daumen und Zeigefinger und erster und zweiter Zehe	Sehne	zeitiger Tod	stimuliert das Herz
3 *Kurca*	4	4	2 A über *Kshipra* an Daumen- und Zehenwurzel	Sehne	Invalidität	an Fußsohle: stimuliert *Alochaka Pitta*
4 *Kurcashira*	1	4	unter Handgelenk und unter Fersengelenk	Sehne	Schmerzen	kontrolliert die Muskelspannung
5 *Manibhanda*	2	2	Mitte des Handgelenks	Gelenk	Schmerzen	löst Versteifung
6 *Gulpha*	2	2	am Fersengelenk	Gelenk	Schmerzen	löst Versteifung
7 *Indravasti*	1/2	4	Mitte der Vorderarme und Mitte der Unterschenkel	Muskel	zeitiger Tod	stimuliert Verdauung und Dünndarm
8 *Kurpara*	3	2	am Ellbogen	Gelenk	Invalidität	stimuliert Leber und Milz
9 *Janu*	3	2	am Knie	Gelenk	Invalidität	stimuliert Leber und Milz
10 *Ani*	1/2	4	3 A über Ellbogen und Knie	Sehne	Invalidität	kontrolliert die Muskelspannung
11 Urvi	1	4	Mitte der Oberarme und Oberschenkel	Blutgefäß	Invalidität	stimuliert *Udaka Vaha Srota*
12 *Lohitaksha*	1/2	4	Mitte der Achselhöhlen und Leisten	Blutgefäß	Invalidität	kontrolliert die die Blutversorgung der Beine
13 *Kashadhara*	1	2	2 A über *Lohitaksha* der Achselhöhlen	Sehne	Invalidität	kontrolliert die Muskelspannung

bitte umblättern

14 *Vitapa*	1	2	2 A unter *Lohitaksha* der Leisten	Blutgefäß	Invalidität	kontrolliert die Muskelspannung des Bauches
15 *Guda*	4	1	um den Anus	Muskel	tödlich	stimuliert 1. Chakra, Reproduktions- u. Urinsysteme
16 *Vasti*	4	1	zwischen Scham-gegend und Nabel	Bänder	tödlich	stimuliert *Kapha*
17 *Nabhi*	4	1	um den Nabel	Bänder	tödlich	stimuliert den Dünndarm u. *Pacakapitta*
18 *Hridaya*	4	1	Mitte des Brustbeins	Blutgefäß	tödlich	stimuliert *Sadhakapitta* u. *Vyanavata*
19 *Stanamula*	2	2	unter den Brustwarzen	Blutgefäß	zeitiger Tod	reguliert den Kreislauf
20 *Stanarohita*	1/2	2	2 A über *Stanamula*	Muskel	zeitiger Tod	entspannt die Armmuskulatur
21 *Apasthambha*	1/2	2	Mitte von Brustwarzen und Schlüsselbein	Blutgefäß	zeitiger Tod	beeinflußt Sympathikus u.Parasympathikus
22 *Apalapa*	1/2	2	Mitte der Achsel-höhlen, seitlich von *Stanarohita*	Blutgefäß	zeitiger Tod	beeinflußt Sympathikus u.Parasympathikus
23 *Katika Taruna*	1/2	2	auf Gesäßbacken Mitte der Hüften	Knochen	zeitiger Tod	stimuliert das Fettgewebe
24 *Kukundara*	1/2	2	auf beiden Seiten des Steißbeins	Gelenk	Invalidität	stimuliert das 2. Chakra
25 *Nitamba*	1/2	2	4 A über und seitlich von *Kukundara*	Knochen	zeitiger Tod	stimuliert die Produktion der roten Blutkörperchen
26 *Parswa-sandhi*	1/2	2	2 A über *Nitamba*	Blutgefäß	zeitiger Tod	reguliert den Kreislauf
27 *Amsapha-laka*	1/2	2	auf dem Schulterblatt	Knochen	Invalidität	stimuliert das 4. Chakra
28 *Brihati*	1/2	2	seitlich der Wirbel, 2 A unter *Amsaphalaka*	Blutgefäß	zeitiger Tod	stimuliert das 3. Chakra

29 *Amsa*	1/2	2	4 A über *Amsaphalaka*	Bänder	Invalidität	stimuliert das 5. Chakra
30 *Manya*	4	2	seitlich der Kehle	Blutgefäß	Invalidität	beeinflußt das Zeitgefühl
31 *Nila*	4	1	Kehle	Blutgefäß	Invalidität	beeinflußt das Zeitgefühl
32 *Sira Matruka*	4	8	Hals	Blutgefäß	tödlich	beeinflußt die Kopfdurch-blutung
33 *Krakarika*	1/2	2	Hals auf Höhe des Schulteransatzes	Gelenk	Invalidität	löst Versteifung
34 *Vidhura*	1/2	2	unter den Ohren	Sehne	Invalidität	kontrolliert die Haltung des Kopfes zum Körper
35 *Phana*	1/2	2	seitlich der Nasenflügel	Blutgefäß	Invalidität	reduziert Streßzustände
36 *Apanga*	1/2	2	seitliche Augenwinkel	Blutgefäß	Invalidität	reduziert Streßzustände
37 *Avarta*	1/2	2	über den seitlichen Enden der Augenbrauen	Knochen	Invalidität	kontrolliert die Körperhaltung
38 *Shankha*	2	2	zwischen Ohr und Augenbraue	Knochen	tödlich	stimuliert den Dickdarm
39 *Utkshepa*	1/2	2	über *Shankha*	Bänder	tödlich	stimuliert den Dickdarm
40 *Sthapani*	1/2	1	zwischen den Augenbrauen	Blutgefäß	tödlich	kontrolliert den Hypothalamus (Schlaf/Wach-rhythmus, Kör-pertemperatur)
41 *Shringa-thaka*	4	4	Gaumen	Blutgefäß	tödlich	stimuliert die Nerven
42 *Simanta*	–	5	an den Nahtstellen der Schädelknochen	Gelenk	zeitiger Tod	kontrolliert die Kopfdurch-blutung
43 *Adhipati*	1/2	1	Mitte des Hinterhauptes	Gelenk	tödlich	kontrolliert die Epiphyse

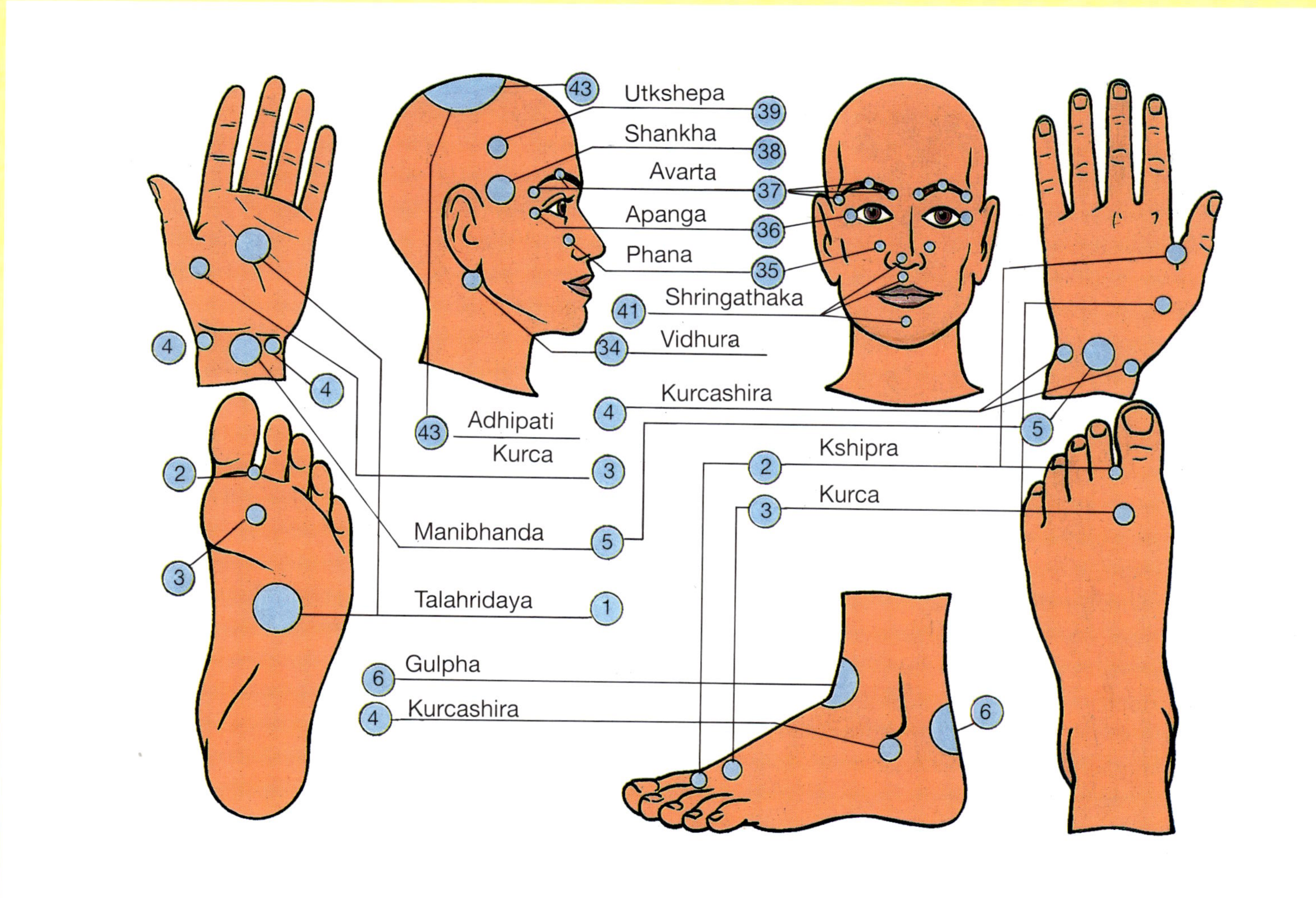

Vitalpunkte am Kopf und an den Händen und Füßen.

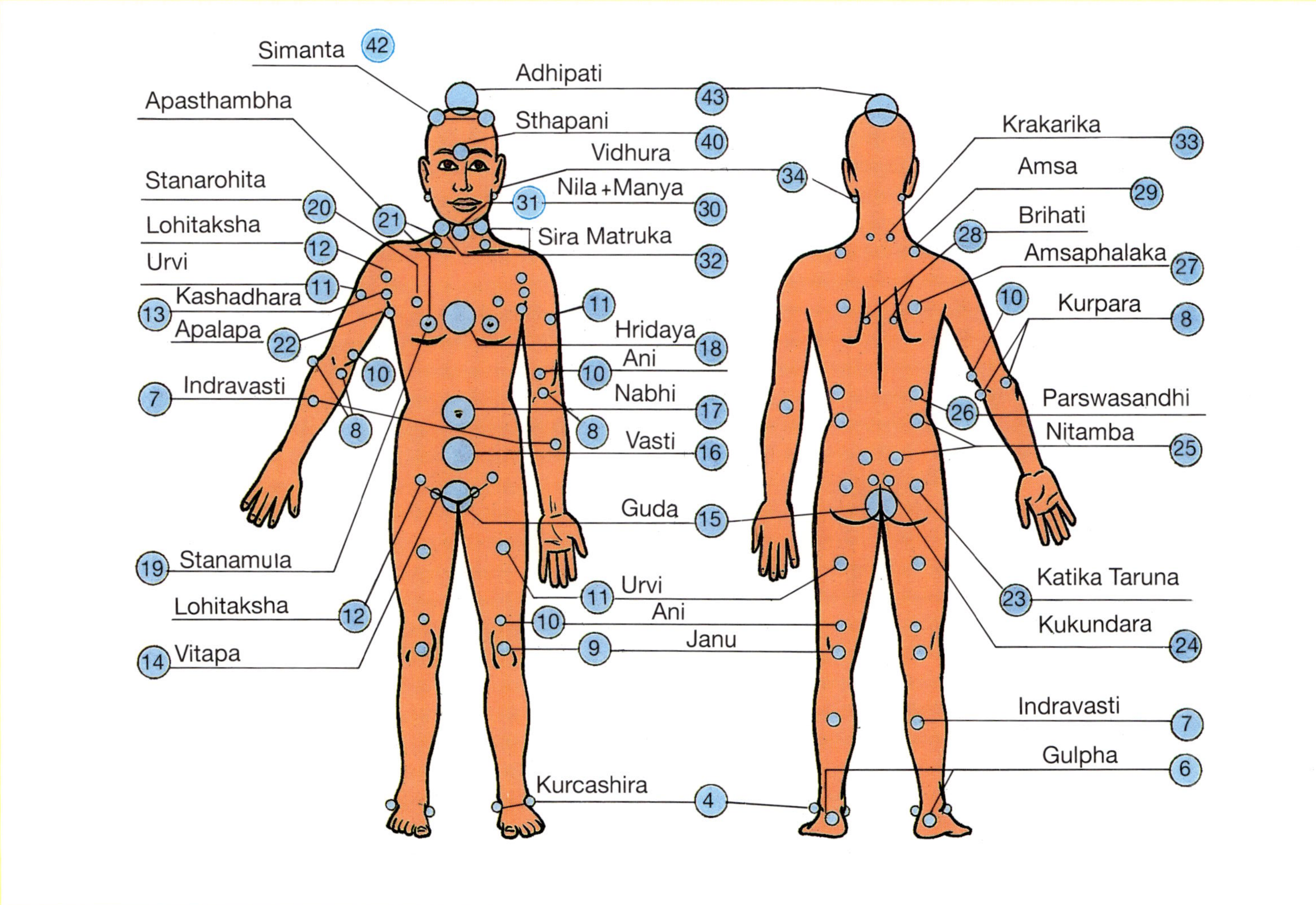

Vitalpunke am Körper.

Knochen
Asthi

SUSRUTA zählt 300 Knochen, während CARAKA deren 360 aufzählt. Nach moderner Kenntnis sind es 203. Die Abweichungen rühren daher, daß einige Knochenarten wie Zähne oder Knorpel mitgezählt werden.
Das Fettgewebe *(Meda)* bildet aus den Elementen Erde, Feuer und Luft die Knochen. Die klassischen Texte unterscheiden fünf Knochenarten: *Kapala* = flach, *Rucaka* = glänzend, *Taruna* = knorpelig, *Valaya* = unregelmäßig, *Nalaka* = röhrenförmig (*»Susruta-Samhita«, Sharira 5. 21)*.
VAGBHATA erwähnt, daß Nägel und Haare Abfallprodukte der Knochen sind. Daraus läßt sich schließen, daß kräftige Haare und Nägel auf einen gesunden Knochenbau hinweisen und umgekehrt ungesunde Haare und schwache Nägel auf geschwächte Knochen.

Gelenke
Sandhi

Der Teil, an dem die Knochenenden von Bändern oder Sehnen zusammengehalten werden, wird als *Sandhi* bezeichnet. Für eine reibungslose Schmierung der Gelenke sorgt *Sleshaka-kapha.* Ist *Kapha* gestört oder dringt ein Überschuß der Bioenergie *Vata* aus den Knochen in die Gelenke, manifestieren sich verschiedene rheumatische Erkrankungen wie *Amavata, Vatarakta* und *Sandhikavata.* Insgesamt werden 210 Gelenke gezählt. Davon befinden sich 68 in den Extremitäten, 59 im Rumpf und 83 über dem Schlüsselbein. Entsprechend ihrer Form werden sie weiter in acht Gruppen unterteilt.

Muskeln
Peshi

Die Muskeln sind nicht identisch mit dem Muskelgewebe, das in Kapitel 2 beschrieben wurde. Sie werden zwar aus diesem geformt, nehmen aber an der weiteren Formierung der Körpergewebe nicht teil. Sie werden deshalb als *Upadhatu* bezeichnet.
Das halbe Körpergewicht besteht aus Muskeln. Ihre Zahl wird mit 500 angegeben. Davon befinden sich 400 in den Extremitäten, 66 im Rumpf und 34 über dem Schlüsselbein. Frauen besitzen 20 weitere Muskeln: je fünf in den Brüsten und 10 im Unterleib.
Die Muskeln werden mittels *Lasika*-Sekret (Muskelsaft) weich und geschmeidig erhalten. Beim Eintritt des Todes verfestigt sich dieser Saft und führt zu Rigor mortis (Totenstarre).

Sehnen
Snayu

Sehnen sind aus parallelfasrigem Bindegewebe aufgebaute, weißlich glänzende Endstücke der Muskeln, welche diese mit den Knochen verbinden. Sie werden auch als *Vayu-Vahani-Nadi* bezeichnet, um ihre biomotorische Funktion hervorzustreichen.
SUSRUTA schreibt: »Wie die Bretter eines Bootes mittels verschiedener Bindungen zusammenhalten und so das Schiff auf dem Wasser treibt und Cargo aufnehmen kann, so wird der menschliche Körper von *Snayus* zusammengehalten.« Man unterscheidet 900 Sehnen: 600 in den Extremitäten, 230 im Rumpf und 70 in der Region über dem Schlüsselbein. Ihre Form kann rund, verzweigt, breit oder hohl sein.

Kapillaren
Shira

Die unzähligen feinen Kapillaren der Arterien, Venen und anderer Gefäße werden als *Shira* bezeichnet. 700 werden als wichtig aufgelistet und weiter aufgeteilt in Kapillaren, die mehrheitlich Blut, *Vata, Pitta* oder *Kapha* enthalten. Entsprechend dieser Klassifizierung wird beim Aderlaß die geeignete Stelle angeritzt.

5
Pathologie und Diagnostik
Nidana

Die physiopathologische Beschaffenheit der drei Bioenergien *Vata* (biomotorisch), *Pitta* (biometabolisch) und *Kapha* (biomateriell) bildet den Kern aller Lebensvorgänge. Zweck des Studiums der Bioenergien ist erstens die Identifikation von Substanzen mit identischen Eigenschaften, zweitens die Messung der Funktion und Effekte der einzelnen Bioenergien sowie drittens das Auffinden sowohl gesundheits- als auch krankheitverursachender Faktoren. Doch was ist Gesundheit, was ist Krankheit?

Gesundheit ist der Zustand, in dem sich alle physiologischen Funktionen in perfektem Einklang befinden *(Dhatu-Samya)*, sich das Individuum glücklich fühlt und alle Sinne einschließlich Psyche und Seele harmonisch zusammenspielen *(Prasanna-Atma-Indriya-Manaha)*.

Krankheit wird als Kontakt mit Schmerzen definiert *(Dukha-Samyoga)*. Diese Leiden können sowohl psychischer als auch physischer Natur sein. Die drei Bioenergien, sieben Körpergewebe und Abfallprodukte manifestieren, wenn es zu Störungen kommt, die Krankheitssymptome.

Krankheitsursachen

Störungen der Bioenergien *Vata, Pitta* und *Kapha* entstehen aus den folgenden Gründen:

1. Unbefriedigender Kontakt der Sinne mit den Sinnesobjekten *(Asatmyendriyartha Samyoga):*
Die Art und Weise, wie der Organismus auf Sinneseindrücke reagiert, ist von äußerster Wichtigkeit für die Gesundheit. Die Ausgleichsfähigkeit der Bioenergien ist beeinträchtigt, wenn die Sinneseindrücke zu schwach, zu stark oder unpassend sind.

➪ Mangel an Stimuli *(Hina-Yoga)* ergibt sich, wenn sehr kleine Objekte betrachtet werden, beinahe unhörbaren Geräuschen gelauscht wird, der Zunge und dem Gaumen Geschmäcker vorenthalten werden, die Nase nichts mehr riechen darf oder der Haut Streicheleinheiten fehlen.

➪ Zu starke Stimuli *(Ati-Yoga)* entstehen bei extremen Lautstärken wie bei Rockkonzerten oder in Diskotheken, bei gleißendem Licht, harten Worten, starken Gerüchen, unangenehmem Geschmack und gewaltigem Druck auf die Körperoberfläche.

➪ Unpassende Stimuli *(Mithya-Yoga)* sind beispielsweise das Betrachten von angsteinflößenden oder sehr häßlichen Objekten, das Anhören von unerfreulichen oder Schimpfworten, das Schmecken von verdorbener oder kontaminierter Nahrung, das Riechen von ungesunder Luft oder irritierende Berührungen.

Reize von zu starker oder ungeeigneter Natur oder das Ausbleiben von äußeren Impulsen stellen nachhaltige Krankheitsursachen dar, die physische wie psychische Auswirkungen nach sich ziehen können.

2. Fehlverhalten, das zu ungeeigneten verbalen, körperlichen und mentalen Aktivitäten führt *(Prajnaparadha):*
Der zweite Krankheitsfaktor bezieht sich auf die Tätigkeiten eines Individuums in Zusammenhang mit seiner Lebenserhaltung und dem Kontakt zu seiner Umwelt. Diese können in verbale, körperliche und mentale Aktivitäten gegliedert werden. Der richtige Einsatz von Sprache, Körper und Psyche ist gesundheitsfördernd und schützt vor Erkrankungen. Ihr ungenügender, übermäßiger oder falscher Einsatz gilt als Fehlverhalten und wirkt krankheitsverursachend. Die Grenzen von richtig und falsch oder besser von fördernd und nichtfördernd variieren und sind von jedem einzelnen individuell festzusetzen.

➩ Verbales Fehlverhalten illustrieren folgende Beispiele: Lügen, argumentieren, verleumden, fluchen *(Ati-Yoga)*; mangelnde Kommunikation, Wortkargheit, Sprachabstinenz *(Hina-Yoga)*; unangebrachtes, unnötiges und übermäßiges Schwatzen *(Mithya-Yoga).*

➩ Körperliches Fehlverhalten bedeutet Unterdrückung der natürlichen körperlichen Bedürfnisse, gewaltsame oder unzeitgemäße Befriedigung dieser Bedürfnisse, Lethargie, Überanstrengung oder plötzliche und gewaltsame Bewegungen der Körperglieder, unnötiges Fasten, übermäßiges Essen oder Essen zur falschen Zeit, ungenügendes und exzessives Atmen oder unnötiges Anhalten des Atmens.

➩ Psychisches Fehlverhalten zeigt sich in Angst, Trauer, Wut, Gier, Eitelkeit, Eifersucht, Verblendung, Bildung von Vorurteilen oder Gleichgültigkeit.

3. Auswirkungen klimatischer Veränderungen *(Parinama Kala):*
Dieser dritte Faktor bezieht sich auf die klimatischen Veränderungen wie Kälte, Hitze, Regen und ihrer entsprechenden Auswirkungen auf die Bioenergien.

➩ Falls eine bestimmte Jahreszeit extrem heiß, kalt oder regnerisch ist, so besteht eine exzessive Funktion *(Ati-Yoga).*

➩ Eine Unterfunktion *(Hina-Yoga)* ist gegeben, wenn der Winter nicht kalt, der Sommer nicht heiß ist oder zu wenig Regen fällt.

➩ Eine Malfunktion *(Mithya-Yoga)* entsteht, wenn der Winter warm und der Sommer kalt ist *(»Caraka-Samhita«, Sutra Sthana 11.37–41 und Astanga Samgraha 1.22.11).*

Die Körpergewebe *(Dhatus)* sind einer fortlaufenden Degeneration unterworfen, da sie zur Erhaltung der lebenswichtigen Funktionen aufgebraucht werden. Dieser Verlust wird durch ständige Nahrungsaufnahme und deren Verdauung wieder gutgemacht, neues Gewebe wird aufgebaut.

Gesundheit wie auch Krankheit sind deshalb direkt nahrungs- und verdauungsabhängig. Wenn die Verdauung *(Agni)* nicht richtig funktioniert, entstehen statt Plasma *(Rasa)* toxische Substanzen *(Ama). Ama* blockiert die Körperkanäle. Darauf akkumulieren die körperlichen Abfallprodukte *(Mala)*, anstatt daß sie möglichst schnell aus dem Körper entfernt werden. So entsteht das erste Krankheitsstadium *Sancaya.*

Andererseits beeinträchtigen auch die gestörten Bioenergien die Körpergewebe. Die Bioenergien sind aggressiv, die Körpergewebe nur reaktionsfähig. Sind die gestörten Bioenergien stärker als der Widerstand der Körpergewebe, so verschlechtert sich die Krankheit schnell. Sind aber die Körpergewebe stärker, dann werden die Störungen unbedeutend und heilen rasch.

Entsprechend *der »Susruta-Samhita«, Sutra Sthana 1.23,* werden vier Klassen von Krankheiten angegeben:

1. Endogene Erkrankungen *(Nija)* sind innere Erkrankungen, die aus einer Störung der Bioenergien und Körpergewebe entstehen. Sie werden medizinisch behandelt.

2. Exogene Erkrankungen *(Agantuka)* resultieren aus äußeren Einflüssen wie Unfällen, Insektenstichen, Kampfverletzungen und anderen Gewalteinwirkungen. Sie müssen oft chirurgisch behandelt werden.

3. Psychische Erkrankungen *(Manasika)* können aus Zorn, Angst, Kummer, Sorgen und Grausamkeit entstehen. Sie werden psychologisch behandelt.

4. Natürliche Erkrankungen *(Svabhavika)* werden durch natürliche Alterserscheinungen, Geburt und Tod verursacht. Sie werden subtil behandelt (siehe Übersicht auf Seite 72).

Die sechs Stadien der Pathogenese

Kriya Kala

Bei der Diagnose gilt es die Gesamtheit der an der Entstehung und Entwicklung einer Krankheit beteiligten Faktoren zu erkennen. Alle Krankheiten werden durch eine Beeinträchtigung der Bioenergien verursacht. Zuerst sammeln sie sich an spezifischen Körperstellen oder Organen. Später weisen sie bestimmte Merkmale und Symptome auf. Schließlich heilen sie von selbst oder nehmen einen ernsthaften Verlauf. Jedes Stadium nimmt einen bestimmten Zeitabschnitt ein, deshalb auch der Name *Kala* = Zeiteinheit. *Kriya* steht für die Wirkungsweise der Bioenergien. Der Verlauf einer Krankheit stellt sich folgendermaßen dar:

1. Akkumulation

(Sancaya): Eine Bioenergie akkumuliert oder stagniert an bestimmten Körperstellen oder Organen, d. h. sie steigert sich oder verharrt auf dem gleichen Stand. In diesem Zustand kann sie nicht mehr ungehindert im Körper zirkulieren. Das ist die Inkubation einer Erkrankung, Krankheitserreger setzen sich im Körper fest. Ursache kann eine unpassende Mahlzeit, ein Wettersturz oder Streß sein. Milde Symptome wie Völlegefühl (im Falle einer Akkumulation von *Vata*), leicht erhöhte Körpertemperatur oder gelbliche Hautverfärbung (im Falle einer Akkumulation von *Pitta*), oder ein Schweregefühl in den Körpergliedern, lokale Schwellungen und Lethargie (im Falle einer Akkumulation von *Kapha*) können auftreten. Falls in diesem Stadium eine Behandlung erfolgt, lassen sich weitere Komplikationen vermeiden.

2. Provokation

(Prakopa): Nachdem sich die Bioenergie genügend akkumuliert hat, entsteht bei Nichtbeachtung der ersten Anzeichen die Tendenz zur Provokation, Erregung oder Agitation. Der Reifungsprozeß der Krankheit hat begonnen.

Übermäßige sportliche oder sexuelle Betätigung, das Tragen von schweren Lasten, Fasten, Übernächtigung und das Unterdrücken der natürlichen körperlichen Dränge führen zu einer Provokation von akkumuliertem *Vata.* Diese Bioenergie ist an kalten und windigen Tagen, frühmorgens und abends zusätzlich verstärkt.

Die Bioenergie *Pitta* wird durch Zorn, Eifersucht, Fasten, zu scharfes, saures und salziges Essen, am Mittag, um Mitternacht und im Sommer provoziert. Hinzu kommt zu häufige Nahrungsaufnahme, insbesondere wenn die vorangegangene Mahlzeit noch nicht vollständig verdaut wurde. Die Verschlechterung von *Pitta* führt automatisch auch zu einer Verschlechterung des Blutes.

Kapha wird durch Tagesschlaf, körperliche Inaktivität, schwere, süße, ölhaltige und fette Nahrungsmittel, insbesondere Rind- und Schweinefleisch, sowie Meeresfrüchte provoziert. Im Frühjahr und im Herbst ist *Kapha* auch erhöht.

Auftretende Symptome sind Schmerzen, Blähungen, Aufstoßen von sauren Substanzen, Durst, brennendes Gefühl, Nahrungsaversion, Erbrechen und Schwindel.

3. Diffusion *(Prasara):* Durch die Wirkung von *Vata* fließt die gestörte Bioenergie über, sie verläßt ihren angestammten Platz und breitet sich dort aus, wo die anderen Bioenergien ihren Sitz haben. Die solcherart beeinträchtigten Bioenergien (allein, paarweise oder miteinander) verbreiten sich zusammen mit dem Blutgewebe oder allein überall im Körper. Es gibt 15 verschiedene Kombinationsmöglichkeiten:

1.-3. Die Verbreitung der individuellen Bioenergien;
4. von *Rakta*;
5. die gleichzeitige Verbreitung von *Vata* und *Pitta*;
6. von *Vata* und *Kapha*;
7. von *Pitta* und *Kapha*;
8. von *Vata* und *Rakta*;
9. von *Pitta* und *Rakta*;
10. von *Kapha* und *Rakta*;
11. von *Vata, Pitta* und *Rakta*;
12. von *Vata, Kapha* und *Rakta*;
13. von *Pitta, Kapha* und *Rakta*;
14. von *Vata, Pitta* und *Kapha*;
15. von *Vata, Pitta, Kapha* und *Rakta*.

Falls *Vata* der Hauptverursacher der Störung ist, treten Schwellung und Aufblähen des Abdomens und Bauchgeräusche auf. Im Falle von *Pitta* entstehen außerordentliche Hitzeanfälle in Teilen oder im ganzen Körper. Wenn *Kapha* gestört ist kommt es zu Verdauungsstörungen, Appetitlosigkeit, Unbeweglichkeit der Gliedmaßen und Erbrechen.

4. Lokalisation *(Sthanasamraya):* Nachdem die gestörte Bioenergie im ganzen Körper zirkuliert, sammelt sie sich an einen für sie geeigneten Ort. Dieses Stadium signalisiert die Prädominanz einer Krankheit und rechtfertigt die Einteilung einer Erkrankung in bestimmte klinische Gruppierungen, wobei die Symptome auf eine unmittelbar bevorstehende Erkrankung hindeuten (*Purva-Rupa*).

Falls sich die Lokalisation im Unterleib befindet, entstehen innere Abszesse, Bauchwassersucht, Verdauungsbehinderungen, Verstopfung und Durchfall; im Harnapparat entstehen Nierensteine, Verengung der Harnleiter, unvollständiges Wasserlösen, Harnröhrenentzündungen; im Fettgewebe bilden sich Tumore, krankhafte Veränderungen der Drüsen, Aneurysmen (krankhafte, örtlich begrenzte Erweiterungen einer Arterie), Skrofulose (tuberkulöse Haut- und Lymphknotenerkrankungen bei Kindern); in den unteren Extremitäten kann Elephantiasis entstehen, eine speziell durch Lymphstauungen hervorgerufene Verdickung der Haut und des Unterhautgewebes. Falls die gestörten Bioenergien sich über den gesamten Körper verteilen, entstehen Krankheiten, die den ganzen Körper betreffen.

5. Manifestation *(Vyakti):* Die Abnormität der Bioenergie resultiert nun in eindeutigen klinischen Symptomen und Idiosynkrasie, d. h. einer gesteigerten Überempfindlichkeit gegen Substanzen, die von der Mehrzahl der Menschen im allgemeinen ohne Schaden vertragen wird. Die Krankheit bricht voll aus und nimmt spezifische Formen an (*Rupa*). Das betroffene Gewebe stirbt ab (Gangrän und Nekrose).

6. Termination *(Bheda):* Das letzte Stadium der Pathogenese führt entweder zu einer Unterbrechung oder einem Ausbruch der Erkrankung. Zum Beispiel platzt ein Abszeß, ein Tumor oder eine Wunde. Dieser Zustand endet dadurch, daß die Krankheit von selbst abklingt, die Abwehrreaktion des Körpers die Krankheit besiegt, oder aber es kommt zu einem chronischen Verlauf, zur Invalidität oder zum Tod.

Da in den Gruppen 1 bis 3 keine spezifischen Symptome auftreten, werden auch unspezifische therapeutische Maßnahmen eingesetzt. Reinigungstherapien wie Schwitzkuren, Fasten, Ölkuren u.ä. stimulieren den Schutzmechanismus des Körpers. Eine Behandlung ist einfach und sollte unbedingt stattfinden, da es in den nachfolgenden Stadien immer schwieriger wird, eine Heilung herbeizuführen.

Der diagnostische Aspekt von *Nidana*

In den klassischen Textbüchern der Ayurveda werden die Kapitel über Pathologie als *Nidana-Sthana* bezeichnet. *Nidana* beinhaltet die folgenden drei wichtigen Bedeutungen:

1. Ermittlung der Krankheit,
2. Investigation in bezug auf die Ermittlung und
3. die letzliche Ursache einer Krankheit.

Der diagnostische Aspekt von *Nidana* umfaßt fünf Gruppen:

1. Letzliche Krankheitsursache *(Nidana):* Die Diagnose dient zur Rekonstruktion der ursprünglichen Krankheitsursachen, deren Bestimmung zu einer effektiven Therapie führen soll.

2. Warnende Symptome *(Purva-Rupa):* Diese ersten Anzeichen sind frühe Manifestationen, die anzeigen, daß eine bestimmte Bioenergie gestört ist und Vorboten einer Krankheit darstellen. Die Symptome sind noch geringfügig und unklar.

3. Klare Symptome *(Rupa):* Sie bedeuten einen Ist-Zustand einer Erkrankung und enthalten die nach außen gerichteten Symptome, welche klar anzeigen, daß eine spezifische Erkrankung entstanden ist.

4. Therapeutische Maßnahmen zu diagnostischen Zwecken *(Upasaya):* Sie werden eingesetzt, wenn die Krankheitsursachen nicht klar abzusehen sind. Der findige Arzt macht eine Probetherapie, die aus Diät, Medikamenten oder physikalischen Anwendungen bestehen kann, beobachtet genau deren Auswirkungen und kann dann die verursachenden Bioenergien bestimmen.

5. Pathogenese *(Samprapti):* Dies bedeutet die Entstehung und Entwicklung einer krankhaften Veränderung. Dem Studium dieses Geschehens muß das Verständnis der präzisen Natur und Schwere der Erkrankung der entsprechenden Bioenergie, ihrer Lokalisierung und Verbreitung folgen.

Wenn ein Arzt ohne sachgemäße Diagnose einen Patienten zu behandeln beginnt, so ist der Erfolg, und sei der Behandelnde noch so versiert im Umgang mit Medikamenten und Therapien, rein zufällig. CARAKA beschreibt die Voraussetzung für eine richtige Diagnose wie folgt: »Ein Kenner der Realität muß mit Wissen und Intelligenz das Innere des Patienten ausleuchten, um sich über die Krankheit Klarheit zu verschaffen. Dieses Wissen besteht erstens aus Fachwissen, zweitens aus gutem Auffassungsvermögen und drittens aus einer richtigen Schlußfolgerung.« Eine derartige Diagnose mag viel Zeit in Anspruch nehmen, sie verkürzt jedoch letztendlich die Behandlung.

Drei-Punkte-Diagnose

Trividhya Pariksha

VAGBHATA und BHAVA-MISRA beschreiben diese Diagnose in ihren Werken. Sie besteht aus:

1. Observation *(Darshana):* Hier stellt der Arzt die Schwere und Ausweitung einer Erkrankung fest und gibt eine Prognose im Hinblick auf Heilungsmöglichkeiten. Der sogenannte »erste Eindruck«, der spontan beim Eintreten des Patienten erfolgt, wird miteinbezogen.

2. Anfassen *(Sparshana):* Durch Berühren des Körpers des Patienten werden die Körpertemperatur, der Zustand des Gewebes und der Haut, Reflexe und Schmerzempfindlichkeit bewertet.

3. Befragung *(Preshna):* Hierzu gehören die verschiedenen Formen der Anamnese, der Befragung über das körperliche wie psychische Befinden des Patienten und andere Details, die der Arzt nicht unmittelbar selbst herausfinden kann.

Acht-Punkte-Diagnose

Ashta Sthana Pariksha

Diese bildet die klassische Form der klinischen Untersuchung der Ayurveda, die seit dem 13. Jahrhundert auch die Pulsdiagnose miteinschloß und damit die ältere, kompliziertere und umfassendere *Pancendriya-Pariksha* (Examination mittels der fünf Sinne) ablöste.

1. Pulsdiagnose *(Nadi Pariksha):* Die Untersuchung des arteriellen Pulses dient vor allem dem Verständnis des Zustands der drei Bioenergien. *Nadi* steht grundsätzlich für eine röhrenförmige Struktur. Die ayurvedische Anatomie spricht von insgesamt dreieinhalb Millionen solcher Röhren im menschlichen Körper. Darin sind auch die Arterien enthalten. Die Pulsdiagnose ist eine Wissenschaft und eine Kunst zugleich. Wie die Saiten einer Laute Melodien wiedergeben können, so reflektieren auch die Arterien Gesundheit und Krankheit. Am besten dazu eignet sich die Speichenschlagader (A. radialis). Für diese Form der Diagnose werden von Seiten des Arztes unaufhörliche Praxis und immense Konzentrationsfähigkeit vorausgesetzt.

Zur Untersuchung gehört die Ermittlung des Volumens oder Umfangs des Pulses, die vom Zustand der Bioenergie *Kapha* abhängt, der Häufigkeit oder Schnelligkeit, die von *Pitta* abhängt, und des Rhythmus oder der Regelmäßigkeit, die von *Vata* abhängt. Man bezweckt, die vorherrschende Bioenergie (eine, zwei oder alle drei) zu bestimmen. Die Artikulation des Pulses unter entsprechendem Einfluß wird, falls *Vata* vorherrscht, mit der kriechenden Bewegung einer Schlange oder eines Blutegels verglichen; herrscht *Pitta* vor, wird dies mit der hüpfenden Bewegung eines Frosches oder Spatzes verglichen; steht *Kapha* im Vordergrund, so gilt der Vergleich mit der ruhigen und gleichmäßigen Fortbewegung eines Schwanes oder Pfaus *(»Sarangadhara-Samhita«, 1, 3, 1).* Diese Bewegungsarten können sehr charakteristisch und isoliert oder in Zweierkombinationen oder alle

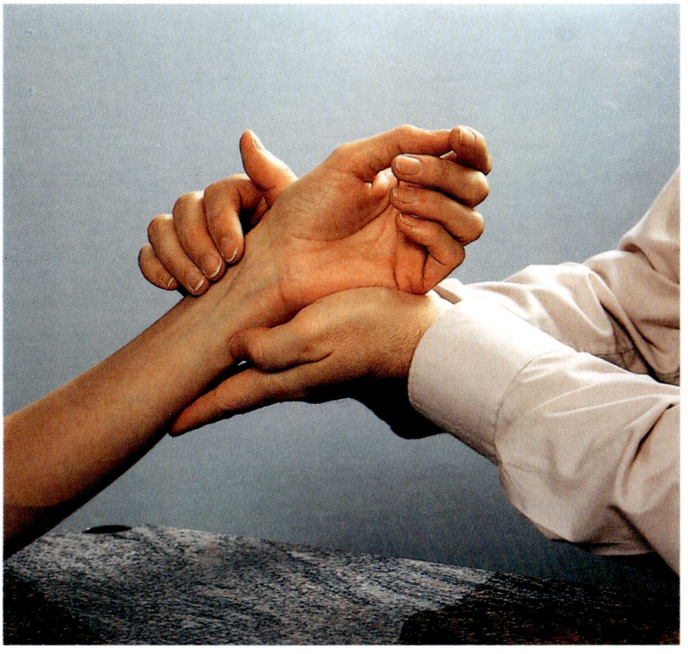

drei zusammen auftreten. Um die Erscheinungsmerkmale der Bioenergien einzeln feststellen zu können, benutzt der Arzt drei Finger der rechten Hand, nämlich Zeigefinger, Mittelfinger und Ringfinger. Wenn es sich um eine weibliche Person handelt, wird am linken Handgelenk gemessen, bei einer männlichen Person am rechten. Patient und Arzt sollen bequem sitzen, müssen frei von Streß und Angst sein sowie Darm und Blase entleert haben. Die Hand des Patienten soll völlig entspannt, leicht angewinkelt und weder zu nahe noch zu weit vom Arzt entfernt sein. Der Arzt massiert mit seiner linken Hand leicht die Hand des Patienten und hält sie locker. Dann legt er seine drei Meßfinger auf die Speichenschlagader. Die Fingerbeere des Zeigefingers, der an die Daumenwurzel gelegt wird, zeigt *Vata* an. Der Mittelfinger, der direkt danebengelegt wird, zeigt *Pitta* an. Der Ringfinger wird neben den Mittelfinger gelegt und zeigt *Kapha* an.

Die Untersuchung dauert 30 Pulsschläge oder, wenn nötig, länger. Die Hand wird zurückgezogen, und nach einer kleiner Pause wird die Untersuchung fortgesetzt. Insgesamt sollte der Puls dreimal untersucht werden. Die beste Zeit für die Pulsdiagnose ist der frühe Morgen. Die Artikulation des Pulses wird von den Tages- und Jahreszeiten, bei Hunger, nach Nahrungsaufnahme, nach körperlicher Anstrengung und durch verschiedene geistig-seelische Stimmungen beeinflußt. All diese Faktoren müssen bei der Beurteilung in Betracht gezogen werden.

Auch der Zustand der Untergruppen der Bioenergien *(Subdosha)* und der Körpergewebe kann mittels der Pulsdiagnose eruiert werden. Wissenschaftliche Untersuchungen haben ergeben, daß sich mit Hilfe der Pulsdiagnose Wirkung und Nebeneffekte von Medikamenten bestimmen lassen. Dr. K. Kodama hat in Japan ein Instrument entwickelt, welches die Pulsdiagnose von *Dosha* und *Subdosha* sichtbar macht und mit dessen Hilfe völlig neue Forschungs- und Anwendungsmöglichkeiten geschaffen werden. Dieses Diagnoseinstrument wird in der Erfassung medizinwissenschaftlicher Daten große Dienste leisten.

Die komplexe und umfassende Natur der ayurvedischen Pulsdiagnose kann im Rahmen dieser Publikation nicht weiter behandelt werden. Es sind aber mehrere umfangreiche wissenschaftliche Arbeiten in Vorbereitung oder bereits vorhanden, auf die ein interessiertes Fachpublikum Zugriff haben kann.

2. Urinuntersuchung *(Mutra Pariksha):* Die Bedeutung der Urinuntersuchung für diagnostische Zwecke wurde in der Ayurveda schon früh erkannt. Die Methoden waren zwar sehr einfach, konnten aber überall und jederzeit, ohne technischem Aufwand, eingesetzt werden. Die Befunde genügten den findigen Ärzten, um eine richtige Diagnose zu erstellen. Diese Form der Untersuchung und die daraus resultierende Diagnose haben noch heute ihre Berechtigung, da jedermann sie nachvollziehen und somit unabhängig von Labors seinen Urin, wenn nötig, täglich untersuchen kann.

Der Patient wird zuerst nach Quantität, Häufigkeit, Farbe, Geruch und Temperatur des Urins befragt. Ein Erwachsener läßt in 24 Stunden ca. 1 Liter Urin ab. Da es ein körperliches Abfallprodukt ist, sollte die Blase sechsmal pro Tag entleert werden. Ein Abweichen von diesen Standardgrößen zeigt bereits eine Störung an. Bei einer *Kapha*-Überfunktion nimmt die Urinmenge zu, bei einer *Pitta*-Überfunktion nimmt sie ab. Bei einer *Vata-Kapha*-Überfunktion wird mehr Urin produziert, im Fall von *Vata-Pitta* aber weniger. Falls alle Bioenergien beeinträchtigt sind, ist die Urinmenge sehr klein und die Intervalle zwischen dem Wasserlassen sind sehr groß. Bei Fieber und Harnstörungen geben große Urinmengen Anlaß zu einer schlechten Diagnose.

In zwei ayurvedischen Standardwerken, der »*Yoga-Ratnakara*« und der »*Bhava-Prakasha*«, wird das Vorgehen bei einer Urindiagnose beschrieben. Frühmorgens wird eine Urinprobe gesammelt. Dabei ist darauf zu achten, daß der Mittelstrahl aufgefangen wird. Der Urin wird in eine Glasschale gegeben. Mit einer Pipette wird vorsichtig ein Tropfen Sesamöl in die Mitte der Probe gegeben und genau beobachtet, wie sich dieser Tropfen verhält. Falls sich der Tropfen rasch verteilt, so handelt es sich um eine leichte, einfach zu heilende Erkrankung. Wenn sich der Tropfen nicht verteilt, sondern am gleichen Ort verbleibt, so handelt es sich um eine mit beträchtlichem Aufwand zu heilende Krankheit. Falls der Tropfen auf den Grund des Behälters sinkt, liegt eine ernsthafte Erkrankung vor.

Die Bewegungen des Öltropfens *(Gati)* zeigen die gestörten Bioenergien an. Wenn der Tropfen auf der Oberfläche treibt wie ein Floß oder die Gestalt einer Schlange annimmt, so ist *Vata* beeinträchtigt. Falls sich der Tropfen in lauter kleine Tröpfchen auflöst und die Form eines Regenschirms oder Ringes annimmt, dann ist *Pitta* gestört. Bleibt der Tropfen, wo er ist, und nimmt die Form einer Perle oder eines Siebes an, liegt eine *Kapha*-Störung vor. Wenn der Tropfen auf den Boden sinkt, sind alle Bioenergien beeinträchtigt.

➩ Bei *Vata*-Störungen treten zudem folgende Symptome auf: Die Quantiät ist wenig, jedoch muß häufig Wasser gelassen werden. Der Urin ist hellgelb oder farblos, dünn, leicht schaumig und kühl bei Berührung.

➩ Bei *Pitta*-Störungen ist die Urinmenge weder spärlich noch groß. Es muß aber häufig Wasser gelassen werden. Der Urin ist dunkelgelb, leicht rötlich oder sogar dunkelbraun, dünn und warm bei Berührung.

➩ Bei *Kapha*-Störungen entstehen große Urinmengen bei weniger Frequenz. Der Urin ist weißlich, dick, fettig und kühl bei Berührung.

➩ Bei gleichzeitiger Beeinträchtigung von zwei oder allen drei Bioenergien vermischen sich die genannten Symptome.

Ein hoher Anteil von Zucker im Blut konnte früher dergestalt festgestellt werden, indem ein Gefäß mit Urin nach draußen gestellt wurde. Dann beobachtete man, ob sich die in warmen Ländern überall präsenten Ameisen dafür interessieren. Wenn die zuckersüchtigen Ameisen an dem Urin ihren Gefallen fanden, konnte mit Sicherheit angenommen werden, daß sich zuviel Zucker im Urin des Patienten befand. Natürlich haben wir heute andere Methoden, den Blutzucker zu bestimmen.

3. Stuhluntersuchung
(Mala Pariksha): In einem guten Gesundheitszustand wird die Nahrung richtig und vollständig verdaut und folglich ist der Stuhl solide, von genügender Quantität, leicht (er schwimmt im Wasser), gelblich, nicht zu schleimig, faul riechend und wird in 24 Stunden zweimal mühelos und ohne Schmerzen ausgestoßen. Wichtig für die Diagnose sind Farbe, Quantität, Form, Häufigkeit, Temperatur und eventuelle Begleiterscheinungen. Diese Daten können vom Patienten erfragt werden.

➪ Eine *Vata*-Störung liegt vor, wenn der Stuhl hart, trocken, aus vielen kleinen Stücken bestehend, schwarz oder aschenfarben ist, wenn Verstopfung oder häufiger Drang zum Entleeren auftritt, ohne daß man dann aber auch entleeren kann.

➪ Eine *Pitta*-Störung liegt vor, wenn der Stuhl gelblich oder schwarzgelblich, seltener grün oder schwarz, wäßrig, übelriechend und mit etwas Blut vermischt ist. Der Entleerungsdrang ist sehr häufig, begleitet von einem brennenden Gefühl im After.

➪ Bei einer *Kapha*-Störung ist der Stuhl weißlich, vermischt mit Schleim und unverdauter Nahrung, mit weniger üblem Geruch und ohne Entleerungsdrang.

4. Zungendiagnose
(Jihva Pariksha): Nach der Pulsdiagnose folgt die Zungendiagnose als zweitwichtigste Untersuchungsmethode. Die normale Zunge ist rötlich, geschmeidig und klar, und sie zeigt keinen Belag.

➪ Bei einer *Vata*-Überfunktion ist die Zunge trocken, rauh, kühl bei Berührung, mit rötlichem bis braunem Belag, und sie vibriert. Der vorherrschende Geschmack ist herb und süß.

➪ Eine *Pitta*-Störung liegt vor, wenn die Zunge sich sehr weich anfühlt, sehr glitschig aussieht, dunkelrot (im Falle akuter Entzündungen) oder gelb gefärbt ist. Es herrscht ein bitterer und scharfer Geschmack im Mund.

➪ Bei einer *Kapha*-Störung ist die Zunge klebrig, feucht, rauh, und sie hat einen weißen Belag. Es

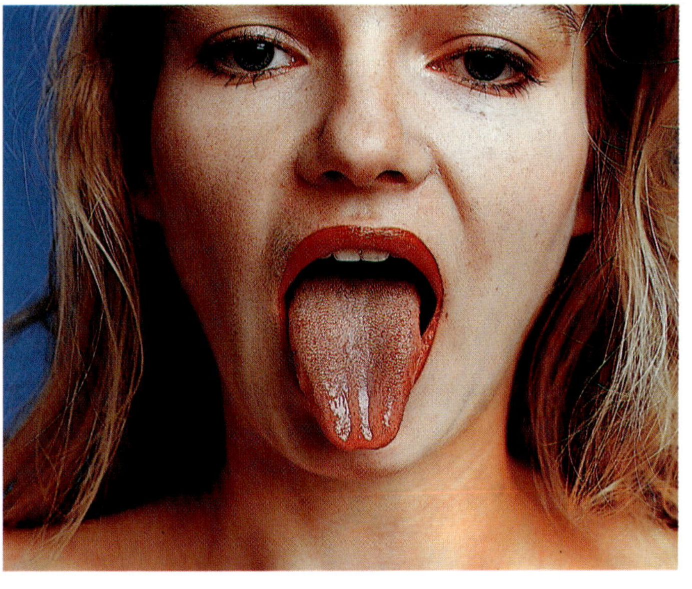

besteht eine übermäßige Speichelabsonderung und der vorherrschende Geschmack ist süß und salzig.

5. Untersuchung durch Abhören der Körpergeräusche *(Sabda Pariksha):* Ursprünglich wurde vor allem die Stimme des Patienten diagnostiziert. Später wurden auch andere Geräusche des Körpers miteinbezogen wie zum Beispiel Niesen, Gähnen, Husten, Schluckauf, Gurgeln im Darm und Luftlassen. Die normale Stimme hängt von der Konstitution der Person ab.

➪ Durch ein Austrocknen der Atemwege wird eine Person mit einer *Vata*-Konstitution oder einer *Vata*-Störung eine trockene, leise, heisere und zitternde Stimme haben.

➪ Bei einer *Pitta*-Störung wird der Patient eher laut und in hohen Tönen sprechen.

➪ Bei einer *Kapha*-Störung kommt es wegen Verschleimung der Atemwege zu undeutlicher oder unterbrochener und tiefer Sprache.

6. Untersuchung durch Abtasten des Körpers *(Sparsha Pariksha):* Voraussetzung für eine objektive Beurteilung ist, daß sich der untersuchende Arzt in einem gesunden, normalen Zustand befindet. Zuerst werden verschiedene Bewegungen wie der Puls an Handgelenk und Hals sowie Herzschlag und Atemrhythmus überprüft. Dann folgt die Untersuchung der Körpertemperatur, der Beschaffenheit der Haut (weich oder rauh), der Gelenke und Muskeln. Weiter wird untersucht, ob eine Betäubung, Lähmung oder Atrophie, d. h. Organ- oder Gewebeschwund, vorliegen und ob die körperlichen Reflexe des Patienten funktionieren.

➪ Bei *Vata*-Störungen fühlt sich der Körper des Patienten kalt, rauh und trocken an.

➪ Bei *Pitta*-Störungen fühlt er sich heiß an.

➪ In einer übermäßigen *Kapha*-Verfassung schwitzt der Körper und fühlt sich klebrig an.

7. Augendiagnose *(Drik Pariksha):* Veränderungen des Auges zeigen Malfunktionen der Bioenergien an.

➪ Wenn ein Überschuß von *Vata* herrscht, sind die

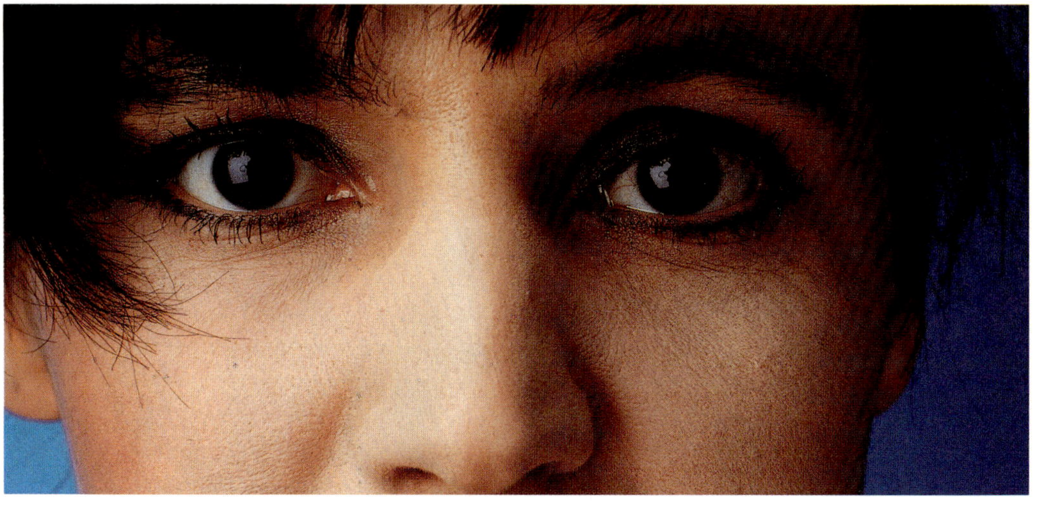

Augen trocken, ungleich, tiefgesunken, rosa oder mit einem Grauschleier versehen und sehen verängstigt aus.

➪ Bei einem *Pitta*-Überschuß sind die Augen gerötet oder gelblich, mit gelblichem Ausfluß in den Ecken, durchdringend und lichtempfindlich.

➪ Falls *Kapha* die anderen Bioenergien überlagert, dann sind die Augen weißlich, wäßrig, glänzend, aber ohne Leuchtkraft und unbewegt.

8. Untersuchung der ganzen Erscheinung *(Akriti Pariksha):*
Hier wird der konstitutionelle Ansatz des Patienten in bezug auf die Vorherrschaft einer oder mehrerer Bioenergien bestimmt, d. h. sein Biotypus wird festgestellt.

Zusätzliche Untersuchungsmethoden

Weitere wichtige Untersuchungskriterien werden in der klassischen Ayurveda-Literatur beschrieben und von den praktischen Ärzten angewendet; erst dann erfolgt die entsprechende Therapie.

Untersuchung der Verdauungskapazität *(Agni Pariksha):*
SUSRUTA klassifiziert diese in vier Gruppen:

1. Personen, bei denen sich die Bioenergien in Harmonie befinden und die deshalb eine gute Verdauung haben.
2. Personen, die eine unregelmäßige Verdauung haben, verursacht durch eine Überfunktion von *Vata.*
3. Personen, die eine sehr intensive Verdauung haben, verursacht durch eine Überfunktion von *Pitta.*
4. Personen, die eine sehr träge und langsame Verdauung haben, verursacht durch eine Überfunktion von *Kapha.*

Untersuchung der Gewohnheiten *(Satmya):*
Der Körper kann sich an gewisse Umwelt- und Lebensgewohnheiten anpassen, obwohl diese eigentlich aus veranlagungsbedingten oder anderen Gründen negative Einflüsse auslösen sollten. Dies trifft zu bei bestimmten Eß-, Trink- und Verhaltensgewohnheiten, Brauchtum oder Glaubenspraktiken. Zum Beispiel ist Tagesschlaf, bedingt durch seine enorme Erhöhung der *Kapha*-Bioenergie, für *Kapha*-Konstitutionen oder bei *Kapha*-Störungen äußerst ungesund. Wenn aber ein Mittagsschlaf über Jahre hinweg immer zur gleichen Zeit gehalten wird, so können die negativen Auswirkungen wegfallen. Das gleiche kann für regelmäßigen Genuß von Kaffee oder Alkohol gelten.
Haben sich Körper und Geist an etwas gewöhnt, so sollte dieser Zustand möglichst nicht gestört werden. Bevor also ein Arzt seine Diagnose abschließt oder eine Behandlung einleitet, sollte er diese Punkte unbedingt abklären, denn die Lebensgewohnheiten eines Patienten haben den Krankheitsverlauf bestimmt und werden seine Reaktion auf eine Behandlung beeinflussen.

Untersuchung der Widerstandskraft *(Bala):*
Bala oder die physische Widerstandskraft einer Person wird untersucht, um die Fähigkeit, die Krankheit zu überstehen, das positive Ansprechen auf eine spezifische Behandlung und eine schnelle Genesung beurteilen zu können. Sie kann nicht durch lediglich Beobachten der äußeren Merkmale bestimmt werden. Es läßt sich beispielsweise nicht sagen, daß ein dicker Mann stark und ein dünner schwach ist. Daher wird der Zustand der acht wesentlichen Bestandteile *(Sara)* beurteilt. Diese bestehen aus den sieben

Körpergeweben und der Psyche. Sind alle diese Bestandteile gut ausgebildet, dann kann der Patient allen Krankheiten widerstehen. Falls einer oder mehrere Anteile beeinträchtigt sind, verringert sich die körpereigene Immunität. Entsprechend muß dann eine Therapie erst einmal darauf abzielen, sowohl Körpergewebe als auch Psyche des Patienten aufzubauen. Bei dieser Untersuchung ist zudem das Alter des Patienten zu berücksichtigen.

Erforschung der Lebenserwartung *(Sadhya Asadhya):* Schließlich wird auch die individuelle Lebenserwartung in die Diagnose miteinbezogen. Sie wird mit Hilfe astrologischer Berechnungen *(Jyotir Lakshana)*, Interpretation der natürlichen Linien des Körpers, vor allem der Hände und der Füße *(Samudrika Lakshana)*, Beobachtung von körperlichen Merkmalen *(Sharira Lakshana)* und dem Erkennen gewisser Vorzeichen im Patienten *(Arishta Lakshana)* bestimmt. *Lakshana* steht für die Ausstrahlung oder auch Aura eines Individuums. Das Erfühlen dieser Aura oder das Erlernen dieser Techniken, wie der der medizinischen Astrologie, sind Gegenstand zusätzlicher medizinischer Literatur, die dem behandelnden Arzt hilfreiche Zusatzinformationen liefern können. Das ist aber keinesfalls so zu interpretieren, daß ein Arzt auf Grund eventueller negativer Befunde einen Patienten abweisen oder aufgeben darf. Die Hauptgrundlagen der Diagnose müssen auf dem Boden medizinwissenschaftlicher Erkenntnisse bleiben. Solche Informationen, die von sehr spekulativer Art sind, sollten keinesfalls an den Patienten weitergegeben werden. Nur wenn der behandelnde Arzt ein ausgewiesener Experte im Erkennen der Aura des Patienten ist, können ihn solche Forschungen in seinem Vorgehen bestätigen.

6 Behandlungsstrategien

Cikitsa

Eine Behandlung ist die praktische Anwendung von Medikamenten oder therapeutischen Maßnahmen, durch die eine Erkrankung beseitigt werden kann. Ihr Ziel ist die Korrektur der Abweichungen sowie die Erhaltung des Gleichgewichts der drei Bioenergien *Vata, Pitta* und *Kapha.* Ayurvedische Behandlungen sind sowohl prophylaktisch als auch therapeutisch, denn in erster Linie ist die Ayurveda eine Gesundheitslehre und erst in zweiter Linie eine Heilkunde. Als Idealfall ist zu bezeichnen, wenn eine Krankheit gar nicht erst entsteht. Gute Chancen zu einer sofortigen Heilung bestehen auch, wenn eine Erkrankung im Frühstadium erkannt und behandelt wird. Die Wiederherstellung des ursprünglichen Gesundheitszustandes wird schwieriger und langwieriger, je länger mit einer Behandlung abgewartet wird.

Behandlungsprinzipien

Alles, was die Bioenergien irgendwie beeinflußt, sei es physischer, emotioneller oder psychologischer Natur, kann als therapeutisches Konzept bezeichnet werden. Ja, man kann sogar behaupten, daß nichts in diesem ganzen Kosmos existiert, das nicht auf irgendeine Art und Weise zu therapeutischem Nutzen angewendet werden könnte. Der bekannte Lehrmeister der Antike, ATREYA, soll seine Schüler eines Tages mit der Aufgabe in die Wälder geschickt haben, irgendwelche Pflanzen ohne Heilkräfte zu sammeln. Gegen Abend kehrten alle Studenten außer AGNIVESHA mit einigen Kräutern zurück. Auf die Frage seines Lehrers, weshalb er denn mit leeren Händen angekommen sei, antwortete AGNIVESHA, daß es unmöglich sei, etwas zu finden, das nicht in irgendeiner Weise als Heilsubstanz eingesetzt werden könne. Der Meister war sehr glücklich mit dieser treffenden Antwort und lobte seinen Schützling.

Die Ayurveda-Behandlungsprinzipien lassen sich in zwei Gruppen zusammenfassen:

1. Generelle Behandlungsmaßnahmen
Sie haben das Ziel, die krankheitsverursachenden Faktoren so schnell wie möglich auszuschalten. Zum Beispiel muß bei schweren rheumatischen oder Gichterkrankungen der Fleischkonsum drastisch reduziert werden. Es kann auch vorkommen, daß die Symptome den Kranken weit mehr gefährden als die ursprünglichen Krankheitsursachen. Hier sind zuerst die Symptome zu bekämpfen. In beiden Fällen dient die Reinigungskur dazu, die toxischen Substanzen zu eliminieren und das ursprüngliche Gleichgewicht der Bioenergien wiederherzustellen.

2. Spezifische Behandlungsprinzipien
Sie werden der Situation entsprechend eingesetzt, d. h. diejenige Methode, die unter den gegebenen Umständen am ehesten Erfolg verspricht, wird angewendet. Man unterscheidet Behandlungsmethoden, die den Krankheitsursachen, der Krankheit oder beidem entgegengesetzt sind, oder

Ayurveda-Behandlungsprinzipien

Generell	**Spezifisch**
Vermeidung der verursachenden Faktoren	Entgegen der Krankheitsursache Entgegen der Krankheit
Linderung der Symptome	Entgegen der Krankheitsursache und der Krankheit Ähnlich der Krankheitsursache
Ausscheidung der Toxine oder *Dosha*	Ähnlich der Krankheit Ähnlich der Krankheitsursache und der Krankheit

aber den Krankheitsursachen, der Krankheit oder beidem ähnlich sind. Dieses Vorgehen schließt demnach sämtliche Prinzipien der Allopathie, Homöopathie und aller anderen bekannten Heilverfahren mit ein.

Einmal mehr ist damit der Beweis erbracht, daß Ayurveda ein ganzheitliches medizinisches System darstellt, das nicht außerhalb der uns bekannten Medizinwissenschaften steht, sondern diese in sich vereint.

Heilkunde

Ayurveda unterscheidet zwischen irrationaler, rationaler und subtiler Heilkunde, wovon die rationale weiter in diätische, medizinische und lebenskundliche Maßnahmen aufgegliedert wird. Die medizinischen Maßnahmen werden wiederum in die medikamentöse und instrumentale Medizin sowie in die nichtmedikamentöse Medizin unterteilt. Nichtmedikamentöse Behandlungsformen sind Physiotherapie und Psychologie. Medikamentöse und instrumentale Medizin besteht aus Medikamenten zur inneren Anwendung, Medikamenten zur äußeren Anwendung und der Chirurgie.

Die Ausbildung in der Ayurveda an den heutigen medizinischen Universitäten beschränkt sich auf den rationalen, naturwissenschaftlichen Teil, d. h. auf die Diätkunde, die Medizin und die Lebenskunde.

Ayurveda-Heilkunde

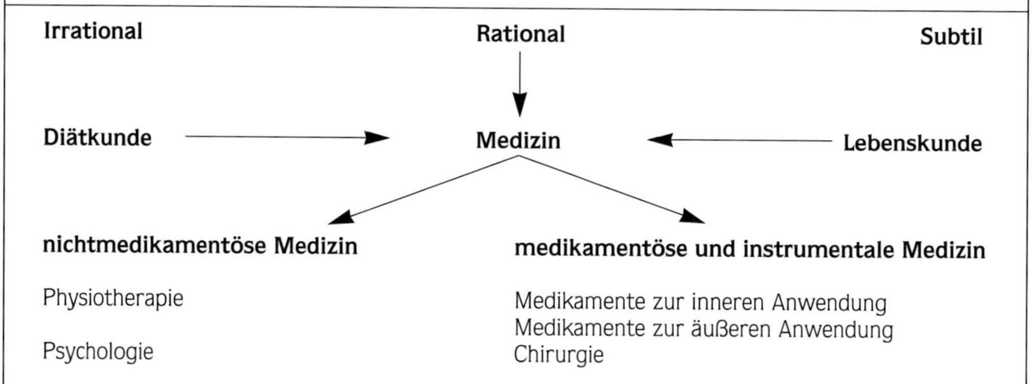

Die beiden anderen Aspekte führen eher in die Richtung von Philosophie und Theologie, wobei es in ihrer mächtigen Grauzone leider schon immer allerlei Scharlatane und Dilettanten gegeben hat, was einer breiten Akzeptanz von Ayurveda als medizinische Alternative im Westen nur schaden kann.

Irrationale Heilung:
Unter irrationaler Heilung versteht man Heilungsvorgänge, die sich jedem menschlichen Einfluß entziehen. Jemand kann einfach Glück haben und die Krankheit verschwindet von selbst wieder. Man kann es Schicksal nennen oder auch die Hand Gottes darin sehen. Unzählige Geschichten von Wunderheilungen kursieren seit Menschengedenken in allen Kulturen. Es wäre falsch, solche übernatürlichen Heilvorgänge grundsätzlich abzulehnen. Deshalb integriert Ayurveda solche Behandlungen.

Subtile Behandlung:
Der Glaube an sich selbst oder an die Heilung kann bekanntlich Berge versetzen. Wenn eine solche Einstellung tatsächlich die Krankheit heilt oder mindert, dann spricht man in der Ayurveda von feinstofflichen, mentalen oder subtilen Behandlungsformen. Zu dieser Gruppe zählen Heiler, die ohne medizinische Hilfsmittel ihre Patienten beispielsweise durch Handauflegen, Telepathie, Amulette, Beschwörung und ähnliche Vorgehensweisen behandeln. All diesen Methoden ist gemeinsam, daß sie die Selbstheilungskräfte des Patienten wecken und stimulieren. Dazu gehört auch das Tragen von bestimmten, nach astrologischen Gesichtspunkten ausgewählten Edelsteinen, die Einnahme von Edelstein- und anderen Elixieren, die keine Wirkstoffe, sondern nur Schwingungen der entsprechenden Elemente enthalten, Farbtherapie, Chakratherapie, Mantras, das Vollbringen von »guten Taten«, das Aufsuchen von Orten mit besonderen Kräften oder das Auferlegen von »freiwilligem Leid« in irgendwelcher Form (Entsagungen oder *Tapasya*) zur Beeinflussung des »unfreiwilligen Leids« (negativen Karmas) in Form von Krankheiten.

Die moderne Medizin steht solchen Methoden skeptisch oder gar ablehnend gegenüber. Ayurveda anerkennt diese subtilen Methoden, denn die Wurzeln einer Erkrankung können feinstofflicher Art sein. Insbesondere Menschen, die sehr bewußt und gesund leben, sprechen sehr gut auf subtile Behandlungsweisen an. Leert man ein Faß Tinte in einen schmutzigen Tümpel, dann wird die Farbe der Tinte kaum wahrzunehmen sein. Wenn aber nur ein Tropfen Tinte in einen Teich mit kristallklarem Wasser fällt, so ist dies sehr wohl zu sehen. Ähnlich eignen sich die feinstofflichen Methoden deshalb nur für die »klaren Gewässer«. Ein Mensch, der voller Toxine ist, wie der besagte Tümpel in diesem Beispiel, braucht stärkere Maßnahmen. Feinstoffliche Behandlungen kommen für ihn nur als Begleittherapien in Frage.

Rationale Behandlung:
Einmalig in der Ayurveda ist das gleichberechtigte Nebeneinander von Diät, Lebenskunde und Medizin. Bei jeder Behandlung, ob prophylaktischer oder therapeutischer Natur, kommen diese drei rationalen Behandlungsformen zur Anwendung. Ein Arzt muß mit Nachdruck seine Patienten darauf aufmerksam machen, wie wichtig die Einhaltung solcher Maßnahmen ist. Das konsumorientierte soziale Umfeld erstickt beinahe jede Selbstinitiative, und so ist auch aus der Medizin ein Konsumartikel geworden. Krankheit, so die Meinung vieler, gilt als lästige Malfunktion des Organismus, die durch Umstände außerhalb der Kontrolle des

Patienten oder durch Abnutzungserscheinungen entstanden ist. Nach Auffassung der Ayurveda liegen die Dinge jedoch völlig anders. Jeder Mensch trägt ein großes Maß an Eigenverantwortung. Unwissenheit schützt leider nicht vor Krankheit. Unsere Pflicht ist es, die Naturgesetze und damit die Gebrauchsanweisung für unsere psychosomatische »Maschine«, den menschlichen Organismus, den wir durch das Leben steuern, einzuhalten. Abnutzungserscheinungen hängen von Unterhalt, Einsatz oder Mißbrauch ab. Es ist weiter unsere Pflicht, uns vehement gegen ungesunde Ausbeutung unserer körperlichen oder geistigen Kräfte sowie gegen schädliche Umwelteinflüsse zur Wehr zu setzen und uns zu schützen.

Diät- und Lebenskunde bilden zwei Drittel jeder Therapie und einen sicheren Schutz im prophylaktischen Bereich. Dies sind Faktoren, die kein Mediziner oder Patient aus dem Blick verlieren darf.

Das eigentliche medizinische Vorgehen beginnt erst bei der medikamentösen und instrumentalen sowie bei der nichtmedikamentösen Medizin. Diese Behandlungsweisen gehen in der Praxis oft ineinander über, können aber klar in Physiotherapie, Psychologie, innere und äußere Anwendung von Medikamenten und Chirurgie aufgeteilt werden. Was den psychologischen Aspekt, also den geistig-seelischen Bereich eines Menschen betrifft, bringen ausführliche Gespräche mit einer ganzheitlichen und ausgeglichenen Person, Meditation, Pranayama (Atemübungen) und Asanas (Yoga-Übungen) hervorragende Ergebnisse.

In den folgenden Kapiteln werden Diät- und Lebenskunde sowie verschiedene wichtige medizinische Aspekte ausführlich behandelt.

7
Ernährungslehre
Padthya-Apadthya

Generelle Regeln

Ayurveda bietet keine Einheitsdiät an. Vielmehr ist ihre Ernährungslehre äußerst differenziert. Vitamine, Kalorien, Fette, Kohlenhydrate, Proteine und Spurenelemente können sowohl gesundheits- wie krankheitsfördernde Auswirkungen haben. Was wirklich zählt, ist die Energetik der Nahrungsmittel und ihr Einfluß auf die Bioenergien. Das Essen des einen kann das Gift des anderen sein. Die Lehre der Elemente, Geschmacksrichtungen und Bioenergien macht es möglich, die für ein bestimmtes Individuum bestmögliche Ernährungsweise zu bestimmen. Dabei lautet das zugrunde liegende Prinzip, daß eine Diät zur Anwendung kommt, deren energetische Eigenschaften möglichst im Gegensatz stehen zu jenen der gestörten Bioenergie oder des Biotypus.

Fast immer ist eine falsche Ernährung die hauptsächliche physische Krankheitsursache. Eine Umstellung auf die individuell richtige Diät beseitigt deshalb bereits die wichtigste Ursache, was bei leichten oder mittelschweren Erkrankungen schnell zu einer Besserung führt. Genaugenommen stellt die Ernährungslehre aber vor allem ein Langzeitinstrument dar und dient deshalb der Krankheitsvorbeugung. Ganz wichtig ist auch die Tatsache, daß die meisten chronischen Erkrankungen erst nach vielen Jahren falscher Ernährung zum Ausbruch kommen. Der Grund hierfür ist, daß jeder Organismus über einen körpereigenen Ausgleichsmechanismus verfügt, der so lange wie irgend möglich den ungesunden Zustand korrigiert. Eines Tages werden aber auch seine Kräfte verbraucht sein; dann wird die Erkrankung um so vehementer ausbrechen. Die Absenz von eindeutigen Symptomen heißt deshalb noch lange nicht, daß man sich richtig ernährt oder daß man in naher Zukunft gesund bleiben wird. In den Intensivstationen der Krankenhäuser liegen zahlreiche Patienten, die von einem Tag auf den anderen aus ihrem normalen Alltag gerissen worden sind. Dies gilt vor allem für Krebs, Herzinfarkt, Rheuma und Diabetes.
Ein anderer, oft unbeachteter Faktor ist der Einfluß der Nahrung auf unsere Psyche. Im gleichen Maß, wie Emotionen sich auf den Verdauungsprozeß auswirken, kann auch umgekehrt die Verdauung die Psyche beeinflussen. Diesem Prozeß liegt die Wirkungsweise der drei Omnisubstanzen zugrunde:

1. Nahrungsmittel der lichten Qualität *Sattva* öffnen das Bewußtsein, bringen die Psyche in einen Zustand der Harmonie und haben, im richtigen Maß genossen, keine krankmachenden Wirkungen. Frische, saftige, leichte, ölhaltige, nahrhafte, süße Lebensmittel wie Weizen, Reis, Gerste, Milch, Butter, Honig, Rohzucker, grünes Gemüse, Blattgemüse, Früchte und Nüsse gehören zu dieser Gruppe. Die Zubereitung und der Konsum sollten nicht mehr als acht Stunden auseinanderliegen. Es mag im ersten Moment vielleicht etwas befremdlich klingen, aber auch das Bewußtsein, mit dem die Nahrung zubereitet wird, hat bestimmte energetische Auswirkungen. Jeder kennt das Sprichwort: »Liebe geht durch den Magen.«

2. Scharfe, saure, salzige, heiße und trockene Nahrungsmittel, wie scharfe Gewürze, Knoblauch, Ingwer, pflanzliche Öle, Wein, Bier, Tee, Kaffee, Cola, kohlensäurehaltige Getränke, in Öl gebratene Speisen, gesalzenes Brot, gewürzte Nahrung und scharfe Gemüsearten, gehören zur **leidenschaftlichen Qualität *Rajas*.** Solche Nahrung erzeugt Zustände der Sinnlichkeit, Motivation, Ehrgeiz, Phantasie, aber auch Zorn, Eifersucht, Manie und Egoismus. Um sich in dieser Welt überhaupt durchsetzen zu können, braucht es ein gesundes Maß dieser leidenschaftlichen Energie. Ein Mensch, der mitten im Überlebenskampf steht, kann nicht wie ein Mönch in seiner Klause leben. Unser Energiepotential muß auf einem Niveau gehalten werden, um mit den ständig wechselnden Anforderungen unserer Umwelt Schritt halten zu können. Um dabei nicht selbst zu verbrennen, ist es aber notwendig, daß die Diät nicht ausschließlich von leidenschaftlicher Natur ist, sondern auch lichte Elemente enthält.

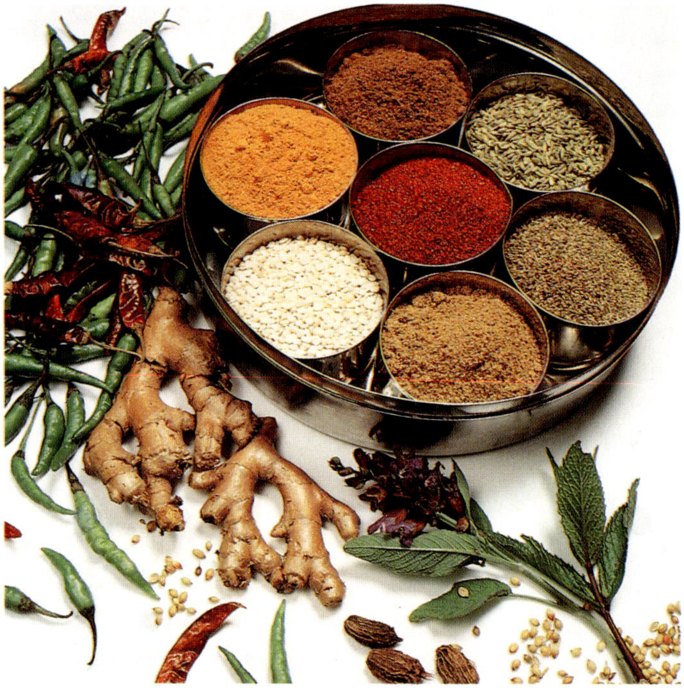

Gewürze spielen in der ayurvedischen Küche eine zentrale Rolle. Dank ihrer Beigabe kann die Energetik bestimmter Nahrungsmittel stark beeinflußt werden.

3. Lebensmittel von **träger, *tamasischer* Qualität** verstärken Pessimismus, Unwissenheit, Geiz, Gier, Faulheit, Zweifel, kriminelle Tendenzen, Mangel an gesundem Menschenverstand und Minderwertigkeitskomplexe. Dazu gehören Nahrungsmittel, für deren Verdauung sehr viel Energie verbraucht wird, Dosen- und Tiefkühlnahrung, Wurzelgemüse mit Ausnahme der süß schmeckenden Arten, Trockenmilch, Getreide, das Trockenheit verursacht, Erdnüsse, Essensreste, zerkochte Nahrung, hochprozentige alkoholische Getränke und starke Medikamente. Fleischliche Produkte gehören trotz ihres hohen Nährwerts zu dieser Gruppe.

Andere wichtige Faktoren sind die Tageszeit, der Wechsel der Jahreszeiten, die Häufigkeit und Atmospäre bei den Mahlzeiten. Zwischen zehn Uhr morgens bis ein Uhr mittags ist die Verdauungstätigkeit am stärksten. Die Hauptmahlzeit sollte in diesem Zeitraum eingenommen werden. Anpassung an die Jahreszeiten bedeutet, daß saisonale Nahrungsmittel bevorzugt werden sollen und ein Menü entsprechend den vorherrschenden, klimatisch bedingten Bioenergien aus deren antagonistischen Substanzen bestehen soll. Auf dieses Thema wird in Kapitel 8 (»Lebenskunde«) ausführlich eingegangen. Eine regelmäßige Nahrungsaufnahme stärkt den Organismus. Zwischenmahlzeiten sollten nur eingenommen werden, falls harte körperliche Arbeit verrichtet wird, und in jedem Fall nur, nachdem die vorangegangene Mahlzeit vollständig verdaut worden ist. Eine gute Atmosphäre trägt ihrerseits zur guten Verdauung bei.

Eine Diät, die nur auf der Biotypologie beruht, ist nicht immer zu empfehlen. Andere Gesichtspunkte wie Alter, Geschlecht und die im letzten Abschnitt beschriebenen Faktoren sollten auch berücksichtigt werden. Im fortgeschrittenen Alter empfiehlt sich eher eine *Anti-Vata-Diät*, im mittleren Lebensabschnitt eine *Anti-Pitta-Diät* und im Kindesalter eine *Anti-Kapha-Diät*. Männer sollten eher eine *Anti-Pitta-Diät* und Frauen eher eine *Anti-Kapha-Diät* in Betracht ziehen, falls bei ihnen nicht andere sehr dominante Bioenergien festzustellen sind.

Die praktische Hausfrau wird nun fragen, wie es möglich ist, bei der Zubereitung der Mahlzeiten allen Typen in einer Familie gerecht zu werden. Diese berechtigte Frage ist dahingehend zu beantworten, daß die Hauptfaktoren zur Formierung des Biotypus erblicher Natur sind – der Apfel fällt nicht weit vom Stamm. Normalerweise liegen die Biotypen in einer Familie also gar nicht so weit auseinander. Zudem können durch Manipulation der Temperatur von kalt bis sehr heiß, durch unterschiedliches Würzen und durch rohe oder gekochte Weise der Zubereitungen verschiedene Effekte mit den gleichen Zutaten erzielt werden. Ein anderes wichtiges Instrument ist die Dosierung. Idealerweise sollten in einer Mahlzeit, wenn auch in kleinen Mengen, alle sechs Geschmacksrichtungen enthalten sein. Sie fördern die Produktion der gastrischen Säfte, stimulieren die Sinne, geben dem Esser ein Gefühl von Befriedigung und verhindern eine einseitige Ernährungsweise. Auch bei einer intensiven *Anti-Kapha-Diät* sollte der süße, saure und salzige Geschmack nicht völlig fehlen.

In den folgenden Abschnitten werden die Diätformen für die verschiedenen Biotypen ausführlich beschrieben. Dabei ist darauf zu achten, daß z.B.eine *Vata*-reduzierende Diät zum Ziel hat, die Bioenergie *Vata* zu besänftigen, d. h. sie ist geeignet für eine Person mit ausgeprägter *Vata*-Konstitution oder für jemand, der unter einer *Vata*-Störung leidet. Dabei haben die in den Tabellen aufgelisteten Nahrungsmittel der **Gruppe A** eine eindeutig stärker ausgleichende Wirkung als die der **Gruppe B**. Nahrungsmittel mit negativer Wirkung auf die beeinträchtigte Bioenergie oder den jeweiligen Biotyp sind ebenfalls in zwei Gruppen unterteilt: **X** bedeutet, daß diese Lebensmittel in kleinen Mengen ab und zu genossen werden können, grundsätzlich aber nicht empfehlenswert sind. **XXX** bedeutet, daß man tunlichst seine Finger von diesen Speisen lassen sollte, da sie die entsprechenden Bioenergien sehr gefährden.

Die *Vata*-reduzierende Diät

Diese Diät ist für Sie richtig, wenn Sie in dem Test (s. Seite 43 f.) zur Bestimmung Ihres Biotyps in der ersten Spalte am meisten Punkte erhalten haben. Sie sind also eine *Vata*-Person, oder aber Sie leiden unter *Vata*-Störungen wie Unterernährung, Abmagerung, Verstopfung, Schlaflosigkeit, fehlender oder unregelmäßiger Menstruation, Muskelschwund, Kopfschmerzen, Impotenz, Nervenkrankheiten, Lähmungen, trockener Haut, Rheuma, Arthritis, Blähungen, Krämpfen, frühzeitigen Alterungserscheinungen und vielen mehr. Falls beide Fälle eintreten, d. h. Sie sind eine *Vata*-Person und haben auch *Vata*-Störungen, dann muß diese Diät sehr strikt eingehalten werden. Wenn Sie nur *Vata*-Störungen haben, aber eine andere Konstitution besitzen, dann folgen Sie dieser Diät nur so lange, bis die Störungen beseitigt sind.

Um die Elemente Äther und Luft, aus denen *Vata* besteht, zu besänftigen, sind Substanzen mit erdigen und befeuchtenden Eigenschaften mit süßem, saurem und salzigem Geschmack vorzuziehen. Zu vermeiden sind scharfe, bittere und herbe Nahrungsmittel. Mindestens drei regelmäßige warme Mahlzeiten sind in diesem Fall empfehlenswert. Idealerweise sollte dieser Typ nie alleine essen, auch nicht vor dem Fernseher sitzend oder bei Nervosität. Es ist gut, wenn jemand regelmäßig für ihn kocht. Wegen ihres ungeregelten und sprunghaften Lebensstils sind gerade sie auf die Einhaltung einer strikten Diät angewiesen. Sie leiden oft unter Lebensmittelallergien auch bei Nahrungsmitteln, die ihnen normalerweise bekommen würden. Dies ist auf ihre Hypersensibilität zurückzuführen. In einem solchen Fall ist es besser, ayurvedische Medikamente einzunehmen, als die Ernährung zu reduzieren. Generell ist Fasten für diesen Typ nicht förderlich, weil dadurch das *Vata*-Element noch weiter erhöht wird. Eine kurze Saftkur mit Traubensaft von 1 bis 2 Tagen, wobei warmes Wasser getrunken werden soll, kann in bestimmten Fällen durchgeführt werden. Ein 12- bis 24stündiges Fasten zweimal im Monat kann empfohlen werden.

Vata-Menschen benötigen viel Flüssigkeit. Wasser allein ist aber nicht ideal, da es keine Nährstoffe enthält. Besser sind Milchgetränke, Fruchtsäfte sowie warme Kräutertees mit beruhigendem Charakter und natürlichen Süßstoffen. Bewährt hat es sich auch, ein Glas Rotwein oder 30 bis 50 ml Ayurveda-Kräuterwein wie *Abhayarishta, Aswagandharishta, Balarishta, Dantyarishta* oder *Saraswatarishta* vor oder zusammen mit der Mahlzeit einzunehmen. Um sicherzugehen, daß genügend Vitamine und Mineralstoffe aufgenommen werden, empfiehlt es sich, ayurvedische Stärkungsmittel wie *Cyavanaprasha, Asvagandha Lehya* oder *Amalaki Rasayana* regelmäßig einzunehmen.

Vata-reduzierende Diät siehe Seite 81-83

Die *Pitta*-reduzierende Diät

Das ist die Ernährungsweise für *Pitta*-Personen und Menschen mit *Pitta*-Störungen wie die meisten Infektions- und Entzündungserkrankungen, Haut- und Leberkrankheiten, übersäuerter Magen, Durchfall, hoher Blutdruck, Geschwüre und viele ähnliche.

Die Geschmacksrichtungen, die *Pitta* reduzieren, sind süß, bitter und herb. Zu vermeiden sind scharfe, salzige und saure Speisen. *Pitta*-Menschen haben eine starke Verdauung und können auch ungesunde Nahrungskombinationen absorbieren, ohne daß ihre Verdauung darunter leidet. Dafür wandern die Toxine (unverdaute Nahrung) bei ihnen ins Blut, was zu Abszessen, Ekzemen, Akne und anderen Hautunreinheiten führen kann.

Die *Pitta-Diät* sollte eine kühlende Wirkung haben. Die Qualitäten der Bioenergie *Kapha* sind in der Lage, das intensive Feuer und

Temparement von *Pitta*-Personen zu reduzieren. Sie sollten in Öl gebratene und scharf gewürzte Nahrung sowie späte Mahlzeiten vermeiden. Vorsicht wegen der Anfälligkeit für Lebererkrankungen ist bei Alkohol und fetten Speisen geboten. Alkohol (Bier, Rotwein) darf grundsätzlich nur mit den Mahlzeiten in moderaten Mengen konsumiert werden. Für sie eignet sich auch Rohkost, hingegen erhöht Fasten die *Pitta*-Energie und sollte deshalb vermieden werden. Zweimal im Monat kann ein Fastentag eingelegt werden, der vorteilhafterweise durch das Trinken von Apfel-, Trauben- oder Granatapfelsaft unterstützt wird.

Pitta-Menschen benötigen viel Flüssigkeit. Gut eignen sich natürliche Mineralwasser (ohne Kohlensäure), *Sarasparilla*-Sirup, Fruchtsäfte, Tee und Milchgetränke. Nicht geeignet sind Kaffee und stark alkoholische Getränke. Sehr empfehlenswert für die Blut- und Leberreinigung sind bittere und herbe Kräutertees, die gesüßt und kühl serviert werden können. Dank ihrer guten Verdauung können *Pitta*-Menschen ihrer Nahrung Vitamine und Mineralstoffe entziehen. Sie benötigen aber mehr Eisen und Kalzium. Hierzu eignen sich ayurvedische Kräuterweine wie *Ashokarishta, Aragwadarishta, Kumariasava, Lohasava, Parthadyarishta* oder Stärkungsmittel wie *Drakshadi Leha, Khadira Leha* und *Satavarigulam.*

Pitta-Menschen sind von Natur aus sehr emotional. Deshalb muß bei Tisch eine ruhige Atmosphäre herrschen. Über familiäre oder geschäftliche Probleme sollte erst nach dem Essen diskutiert werden.

Pitta-reduzierende Diät siehe Seite 84-86

Die *Kapha*-reduzierende Diät

Wenn Sie eine *Kapha*-Person sind oder unter *Kapha*-Störungen wie Fettleibigkeit, zu hohem Cholesterinspiegel, Wassersucht, Erkrankungen der Atemwege und Atemorgane, Verschleimung der Stirnhöhlen, Diabetes, Gallen- und Nierensteinen, niedrigem Blutdruck und ähnlichen Erkrankungen leiden, ist dies die richtige Diät für Sie.

Das Wasser- sowie Erdelement und ihre Qualitäten süß, sauer und salzig herrschen vor. Diese Geschmacksrichtungen müssen vermieden werden. Nahrungsmittel mit scharfem, bitterem und herbem Geschmack bilden die Grundlage zu dieser Diät. Die Mahlzeiten sollen leicht, warm und eher von trockener Natur sein.

Eine Ansammlung von Schleim im Körper ist immer ein Anzeichen dafür, daß zuviel *Kapha*-produzierende Nahrung konsumiert wurde. Die meisten Hauptnahrungsmittel haben einen süßen Geschmack. Das bedeutet in der Praxis, daß möglichst wenig gegessen werden darf. Hier ist nun endlich ein Typ, dem Fasten gut tut. Gewicht können Sie aber auch verlieren, wenn Sie sich Ihr Menü aus den Nahrungsmitteln in Gruppe A und B zusammenstellen. Die Hauptmahlzeit soll zwischen 10 und 12.30 Uhr eingenommen werden. Das Frühstück kann auch ausgelassen werden. Die Abendmahlzeit soll vor Sonnenuntergang beendet sein. Der *Kapha*-Mensch sollte möglichst keine Zwischenmahlzeiten zu sich nehmen. Des weiteren muß er sich hüten, seine emotionalen Probleme mittels erhöhter Nahrungsaufnahme zu kompensieren.

Auf keinen Fall darf man sich nach dem Essen zum Schlafen hinlegen. Auch sonst hat die Menge des Schlafes einen direkten Bezug zum Gewicht. Je mehr man schläft, um so dicker wird man. Der *Kapha*-Typ braucht auf Grund seiner körperlichen Struktur auch wenig Flüssigkeit. Es ist ein großer Fehler zu denken, Wasser habe keine Kalorien und könne deshalb nicht dick machen. Deshalb gilt für diesen Typ, so wenig Flüssigkeit wie möglich zu sich zu nehmen. Vor allem dürfen keine kalten Getränke konsumiert werden. Kinder und *Kapha*-Menschen erkälten sich schon nach einem Glas eiskalter Limonade. Ideal sind Gewürztees mit etwas Honig. Auch Kaffee und Tee in normalen Mengen schaden nicht. Die Milch sollte immer mit 50 Prozent Wasser vermischt und warm getrunken werden. Die anregende Wirkung von Weißwein ist gut für diesen Typ. Aber auch er sollte ihn in kleinen Mengen und nur mit dem Essen konsumieren. Bier und hochprozentige alkoholische Getränke sind nicht empfehlenswert.

Hilfreich sind Tees aus *Trikatu*, Tonika wie *Dasamula Rasayana*, *Cyavanaprasha* und Kräuterweine wie *Vasarishta*, *Parthadyarishta*, *Dasamularishta* und *Pippaliasava*.

Kapha-reduzierende Diät siehe Seite 86-88

Die *Vata*-reduzierende Diät

Getreide und Hülsenfrüchte

Getreide eignet sich zur Reduktion von *Vata*, sollte aber immer warm oder in gekochter Form konsumiert werden. Trockene Flocken und Brot, das mit Hefe zubereitet wurde, haben negative Auswirkungen und sollten vermieden werden. Die meisten Hülsenfrüchte bewirken Blähungen und sind deshalb nicht zu empfehlen.

Gruppe A	**X**
Weizen	Mais Buchweizen Hirse Gerste Roggen Grenola Kichererbsen Bohnen Linsen

Gruppe B	**XXX**
Hafer Vollreis Basmati-Reis Mungdal Urid Dal Tofu	Trockene Getreideflocken Sojabohnen

Gemüse

Vata-Typen können die meisten Gemüsearten tolerieren. Eine lediglich aus Gemüsen bestehende Diät wird jedoch nicht empfohlen. Viele Kohlarten führen zu Blähungen und müssen weggelassen werden. Andere Gemüsearten in der **X**-Gruppe können mit Hilfe von Gewürzen, Öl oder Ghee konsumiert werden. Rohe Gemüse und Salate dürfen nur während der Saison und mit ausreichend Öl gegessen werden. Rohe Zwiebeln sind zu vermeiden, hingegen dürfen gekochte verwendet werden.

Gruppe A	**X**
Süßkartoffeln Karotten Petersilie Avocados Radieschen Gekochte Zwiebeln Algen Rote Bete Spargel	Kartoffeln Blumenkohl Alfalfasprossen Sonnenblumensprossen Sellerie Spinat Kohl Rosenkohl Broccoli Blattsalat Endiviensalat Pilze Tomaten

Gruppe B	**XXX**
Auberginen Grüne Bohnen Artischocken Frische Erbsen Kohlrüben Kürbis Rettich Wasserkresse Okra Peperoni Gurke	Rohe Zwiebeln

Früchte

Die meisten Früchte eignen sich für den *Vata*-Typ. Eine ausschließliche Fruchtdiät ist jedoch nicht zu empfehlen, da Früchte einen großen Anteil des Äther-Elementes in sich tragen. Früchte vermehren die Körperflüssigkeiten. Eine Ausnahme bilden Trockenfrüchte, die Blähungen bewirken.

Gruppe A	**X**
Zitronen Limonen Trauben Erdbeeren Kirschen Ananas, Grapefruit Pflaumen Himbeeren Papayas Mangos Datteln Feigen	Äpfel Birnen Melonen

bitte umblättern

Gruppe B	XXX
Bananen Orangen Pfirsiche Aprikosen Granatäpfel Persimone Gekochte Äpfel	Trocken- früchte

Samen und Nüsse

Die meisten Samen und Nüsse eignen sich für die *Anti-Vata-Diät*. Sie sollten aber leicht mit Salz geröstet und in kleinen Mengen konsumiert werden, da sie nicht leicht zu verdauen sind.

Gruppe A	X
Mandeln Walnüsse Pinienkerne	keine

Gruppe B	XXX
Sonnenblumenkerne Kokosnuß Kürbiskerne Cashewnüsse Erdnüsse	keine

Öle

Sie bilden wegen ihrer wärmenden und befeuchtenden Eigenschaften das ideale Mittel, um *Vata* zu reduzieren. Da Öle und sonstige Fette schwer zu verdauen sind, ist die ideale Anwendungsweise ihre äußerliche Applikation. Als Nahrungsmittel eignet sich Sesamöl am besten.

Gruppe A	X
Sesamöl	Maisöl Sojaöl

Gruppe B	XXX
Olivenöl Mandelöl Avocadoöl Kokosnußöl Senfsamenöl	keine
Erdnußöl Sonnenblumenöl Distelöl	

Gewürze

Um den Appetit zu fördern und Blähungen zu vermeiden, eignen sich praktisch alle Gewürze für die *Vata-Diät*. In der kalten Jahreszeit darf man ein wenig schärfer würzen, ansonsten wird von scharfen Gewürzen eher abgeraten.
Die *Vata*-Person braucht genügend Salz.

Gruppe A	X
Stinkasant *(Hing)* Knoblauch Kardamon Muskatnuß Fenchelsamen Steinsalz	Cayennepfeffer Chili

Gruppe B	XXX
Anis Kurkuma Kümmel Kreuzkümmel Basilikum Koriander Nelken Zimt Ingwer Bockshornkleesamen Pfefferminze Schwarzer Pfeffer Senfsamen Safran Ajwan Meersalz	keine

Tierische Produkte

Fermentierte, durch Enzyme veredelte Milchprodukte eignen sich besonders gut. Andere sind besser verträglich, wenn sie erwärmt oder etwas gewürzt werden. Fleischprodukte können am ehesten für *Vata*-Personen empfohlen werden, am besten als Fleischbrühe. Aber auch hier werden die negativen Nebenwirkungen bei längerem oder exzessivem Konsum, wie die Ansammlung von Toxinen, und psychische Störungen, für die *Vata*-Personen besonders anfällig sind, nicht ausbleiben. Pflanzliche Aufbaupräparate sind in jedem Fall vorzuziehen.

Gruppe A	**X**
Eingesottene Butter	Speiseeis
Buttermilch	Rindfleisch
Milch	Lammfleisch
Joghurt	Hasenfleisch
Kefir	Wild
Sahne	
Saure Sahne	
Hüttenkäse	
Butter	
Quark	

Gruppe B	**XXX**
Käse	Schweinefleisch
Fisch	Schweineschmalz
Muscheln	
Eier	
Geflügel	
Truthahn	

Süßmittel

Der Geschmack süß entsteht aus dem Erde- und Wasser-Element mit Eigenschaften, die denen von *Vata* genau entgegengesetzt sind. Deshalb braucht der *Vata*-Mensch Süßigkeiten. Raffinierter, gebleichter Zucker und vor allem Schokolade sind aber in keinem Fall empfehlenswert.

Gruppe A	**X**
Saccharose	keine
Rohzucker	

Gruppe B	**XXX**
Fruchtzucker	Weißer Zucker
Kandiszucker	Schokolade
Ahornsirup	
Melasse	
Birnendicksaft	
Honig	

Die *Pitta*-reduzierende Diät

Getreide und Hülsenfrüchte

Die meisten Getreidearten eignen sich für diese Diät, da sie den Körper stärken und harmonisieren, ohne ihn zu überhitzen. Hülsenfrüchte haben eher eine neutralisierende Wirkung.

Gruppe A	X
Weizen	Mais
Mungdal	Buchweizen
	Roggen
	Vollreis
	Linsen
	Hirse

Gruppe B	XXX
Reis	keine
Hafer	
Gerste	
Grenola	
Kichererbsen	
Bohnen	
Sojabohnen	
Tofu	

Gemüse

Rohes Gemüse eignet sich für diese Diät. Im Winter sollten die Gemüse gedämpft oder mit eingesottener Butter leicht gekocht werden.

Gruppe A	X
Blumenkohl	Gekochte Zwiebeln
Alfalfasprossen	Karotten
Sonnenblumensprossen	Rote Bete
Sellerie	Spinat
	Süßkartoffeln
	Radieschen
	Wasserkresse
	Rettich
	Avocados
	Algen

Gruppe B	XXX
Broccoli	Rohe Zwiebeln
Kohl	
Rosenkohl	
Grüne Bohnen	
Blattsalat	
Endiviensalat	
Spargel	
Gurke	
Okra	
Kürbis	
Kartoffeln	
Petersilie	
Frische Erbsen	
Peperoni	
Auberginen	
Tomaten	

Früchte

Die meisten Früchte eignen sich für diese Diät, da sie viel Wasser enthalten und eine kühlende Wirkung haben.

Gruppe A	X
Äpfel	Zitronen
Granatäpfel	Limonen
Süße Trauben	Grapefruit
	Saure Orangen
	Aprikosen
	Pfirsiche
	Bananen
	Erdbeeren
	Kirschen
	Papaya

Gruppe B	XXX
Birnen	keine
Melonen	
Feigen	
Datteln	
Pflaumen	
Ananas	
Himbeeren	
Mangos	
Süße Orangen	
Rosinen	
Dörrpflaumen	

Samen und Nüsse

Besonders gesalzene und geröstete Nüsse haben erhitzende Wirkung, was bei dieser Diät nicht erwünscht ist. Frische Nüsse sind eine gute Proteinquelle und in jedem Fall fleischlichem Protein vorzuziehen.

Gruppe A	**X**
keine	Sesam Pinienkerne Kürbiskerne Mandeln Cashewnüsse Walnüsse

Gruppe B	**XXX**
Kokosnuß Sonnenblumenkerne	Erdnüsse

Öle

Sie wirken generell erhitzend und sollten daher vermieden werden.

Gruppe A	**X**
keine	Olivenöl Maisöl Sesamöl Mandelöl Rapsöl Margarine

Gruppe B	**XXX**
Kokosbutter Sonnenblumenöl Sojaöl	Erdnußöl

Tierische Produkte

Milchprodukte mit Ausnahme der sauren und fermentierten sind gut. Alle Fleischprodukte produzieren *Pitta* und sind wenn möglich zu vermeiden. Der *Pitta*-Mensch besitzt die ideale Konstitution zu einem Lakto-Vegetarier und kann gut und gesund ohne Fleisch leben.

Gruppe A	**X**
Milch Sahne Buttermilch Butter Eingesottene Butter	Eier Kefir Gesalzener Käse Joghurt Saure Sahne Quark Speiseeis Fisch

Gruppe B	**XXX**
Hüttenkäse Ungesalzener Käse Geflügel Truthahn Hasenfleisch Wild	Schweine- fleisch Lammfleisch Rindfleisch Muscheln

Gewürze

Es sollen nur Gewürze verwendet werden, die nicht scharf sind. Die Diät sollte möglichst wenig Salz enthalten.

Gruppe A	**X**
Koriander	Basilikum Ingwer Muskatnuß Salz Bockshornklee- samen Stinkasant *(Hing)* Nelken Senfsamen

Gruppe B	**XXX**
Fenchel Kümmel Kreuzkümmel Kurkuma Minze Zimt Safran	Cayennepfeffer Schwarzer Pfeffer Knoblauch Senfsamen

bitte umblättern

Süßmittel

Der *Pitta*-Mensch braucht Zucker, um seine Emotionen zu harmonisieren. Wenn er keinen Zucker zu sich nimmt oder zu wenig, wird er reizbar.

Gruppe A	X
Saccharose	Honig Melasse
Gruppe B	**XXX**
Rohzucker Ahornsirup Fruchtzucker Birnendicksaft Kandiszucker	Weißer Zucker

Die *Kapha*-reduzierende Diät

Getreide und Hülsenfrüchte

Diejenigen Getreide, die harntreibend und schleimlösend wirken, eignen sich für diese Diät, während die Mehrzahl ungeeignet ist. Hingegen sind Hülsenfrüchte gut. Insbesondere Tofu gilt als die beste Proteinquelle für diese Diät.

Gruppe A	X
keine	Vollreis Hafer Kichererbsen Sojabohnen
Gruppe B	**XXX**
Basmati-Reis Buchweizen Mais Gerste Hirse Roggen Tofu Linsen Mungdal Weiße und rote Bohnen	Weißer Reis Weizen

Gemüse

Generell eignet sich Gemüse für diese Diät. Einige Gemüsearten, wie Karotten und Sellerie, sind harntreibend. Ihr roher Genuß wird aber nicht empfohlen. Sie sollten gekocht und mit wenig Öl zubereitet werden.

Gruppe A	X
Sellerie Broccoli Kohl Karotten	Zwiebeln Tomaten Auberginen Okra Kürbis Zucchini Algen Süßkartoffeln Gurken Grüne Bohnen
Gruppe B	**XXX**
Kartoffeln Peperoni Blumenkohl Frische Erbsen Rote Bete Pilze Spinat Petersilie Spargel Rettich Radieschen Blattsalat Wasserkresse Alfalfasprossen Sonnenblumensprossen	keine

Früchte

Früchte besitzen einen großen Wasseranteil, was sie für diese Diät nicht geignet macht. Hingegen sind sie auch leicht und können *Kapha* deshalb nicht nachhaltig beeinflussen wie zum Beispiel Getreide oder Süßigkeiten. Sie können deshalb in kleinen Mengen genossen werden. Limonen, Zitronen und Grapefruit haben auch schleimlösende Eigenschaften, wenn sie ohne Zuckerzusatz verzehrt werden.

Gruppe A	**X**
Äpfel Birnen	Pflaumen Granatäpfel Zitronen Limonen Grapefruit Papayas Ananas Orangen Melonen Kirschen Feigen Trauben Mangos Erdbeeren Himbeeren
Gruppe B	**XXX**
Trockenfrüchte Datteln	Bananen

Samen und Nüsse

Sie sind weniger gut für diese Diät geeignet, können aber als Proteinquelle tierischen Produkten vorgezogen werden.

Gruppe A	**X**
keine	Sesam Kokosnuß Mandeln Cashewnüsse Walnüsse Pinienkerne Pistazien
Gruppe B	**XXX**
Kürbiskerne Sonnenblumenkerne	Erdnüsse

Öle

Grundsätzlich eignen sich nur die leichtesten pflanzlichen Öle und auch dies in geringen Mengen.

Gruppe A	**X**
keine	Margarine Sesamöl
Gruppe B	**XXX**
Senföl Sonnenblumenöl Maisöl	Erdnußöl Olivenöl

Tierische Produkte

Außer Buttermilch und Ziegenmilch sind Milchprodukte nicht zu befürworten. Oft bestehen auch Allergien gegen Milchprodukte. In diesem Fall kann Sojamilch als Ersatz dienen. Fleisch, auch mageres, eignet sich nicht für diese Diät. *Kapha*-Menschen brauchen nicht zu befürchten, daß sie dabei Schaden nehmen. Um einer Lethargie entgegenzuwirken, Appetit und Sinne zu stimulieren, eignet sich ein Glas Wein oder ayurvedischer Kräuterwein besser als Fleisch.

Gruppe A	**X**
keine	Butter Eingesottene Butter Kefir Milch Joghurt Saure Sahne Quark Hüttenkäse Fisch Muscheln Eier
Gruppe B	**XXX**
Milch Buttermilch Magerkäse Sojamilch Huhn Truthahn Hasenfleisch Wild	Schweine- fleisch Rindfleisch Lammfleisch

bitte umblättern

Gewürze

Alle Gewürze, speziell die scharfen, eignen sich für diese Diät. Der Salzkonsum muß minimal bleiben und darf nur in der heißen Jahreszeit leicht erhöht werden.

Gruppe A	**X**
Chili Cayennepfeffer Knoblauch Schwarzer Pfeffer Ingwer Nelken Kardamon Kurkuma Senfsamen Zimt	Salz
Gruppe B	**XXX**
Muskat Fenchel Minze Koreander Kümmel Kreuzkümmel Basilikum Stinkasant *(Hing)* Bockshornkleesamen	Raffiniertes Salz

Süßmittel

Süßmittel stören *Kapha* am schwersten und sollten mit Ausnahme von Honig, der eine erhitzende, austrocknende Wirkung hat, vermieden werden. Die meisten *Kapha*-Erkrankungen können auf einen Übergenuß von Süßigkeiten zurückgeführt werden.

Gruppe A	**X**
keine	Saccharose Fruchtzucker
Gruppe B	**XXX**
Honig	Melasse Weißer Zucker Rohzucker Ahornsirup

8
Lebenskunde
Swastha-Vritta

Die Beziehung eines Individuums zu seiner Umwelt sowie seine Lebensweise üben direkten Einfluß auf seine Gesundheit aus. Ziel der Ayurveda-Lebenskunde ist es, die allgemein gültigen Richtlinien zu vermitteln. Es geht ihr nicht um einen moralischen Fingerzeig. Die Grundlage bleibt immer der Einfluß, den das Verhalten des einzelnen auf seine Bioenergien ausübt. Diese Verhaltensregeln stärken das Immunsystem und können letztlich ausschlaggebend dafür sein, ob eine Krankheit ausbricht oder nicht. Wir sehen in unserem täglichen Leben, daß nicht alle Menschen, die dem gleichen Infektionsrisiko ausgesetzt sind, erkranken. Die Theorie der ayurvedischen Bioenergien weist große Ähnlichkeit auf mit den modernen medizinischen Begriffen von Immunologie und Streß. Kein Mediziner wird die Wirkungsweise von Streßfaktoren leugnen, obwohl sich diese mit den heutigen Mitteln weder biochemisch noch physikalisch nachweisen lassen. Die Ayurveda-Lebenskunde lehrt uns praktische Verhaltensregeln, die dazu beitragen, daß das Gleichgewicht der Bioenergien nicht beeinträchtigt wird. Damit bleiben Körper und Psyche frei von Streß, was andererseits das eigene Immunsystem stärkt und entsprechend vor Erkrankung schützt.

Die Lebenskunde wird in vier Gruppen eingeteilt:

1. Verhaltensregeln für den Tag.
2. Verhaltensregeln für die Nacht.
3. Verhaltensregeln für die verschiedenen Jahreszeiten.
4. Das Nicht-Unterdrücken der natürlichen Körperdränge.

Verhaltensregeln für den Tag

Die tägliche Routine beginnt beim **Aufwachen**. Zwischen vier und sechs Uhr früh ist die ideale Zeit, um aufzustehen, denn der Körper ist leicht und der Geist entspannt. Das bedingt natürlich auch, daß man sich zeitig schlafen legt. Ein Sprichwort lautet: Ein Yogi (eine Person, die sich dem spirituellen Leben gewidmet hat) schläft sechs Stunden, ein Bhogi (jemand, der sich seines Lebens erfreut) schläft sieben bis acht Stunden und nur ein Dummkopf schläft neun Stunden. Wenn jemand also um fünf Uhr morgens aufstehen möchte, so sollte er sich spätestens um zehn Uhr abends zur Ruhe legen. Die Gewohnheit, sehr spät ins Bett zu gehen und entsprechend spät aufzuwachen beziehungsweise aufzustehen, führt zu gesundheitlichen Störungen wie Dyspepsie (Verdauungsstörungen), Kopfschmerzen, Augenleiden und nächtlichen Emissionen (Entleerungen, z. B. der Harnblase).

Die beste Angewohnheit ist, gleich nach dem Aufstehen auf die Toilette zu gehen. Falls dies nicht möglich ist, kann man ein Glas Wasser oder einen Kräutertee trinken. Bei einem Kaffee, der besonders auf nüchternen Magen nicht zu empfehlen ist, führt lediglich der Druck der Flüssigkeit auf den Dickdarm zur Stuhlausscheidung.

Danach folgt die **Mundhygiene**. In der Ayurveda benutzt man die Zweige verschiedener Bäume zum Zähneputzen. Für uns in der westlichen Welt ist das eher ungeeignet, deshalb ist die Zahnbürste vorzuziehen. Wichtig ist, daß man Zahnpasten mit süßem (für *Vata*), bitterem (für *Pitta*) oder scharfem (für *Kapha*) Geschmack benutzt, um die Bioenergien nicht zu stören. Vor allem *Kapha*-Menschen sind am Morgen sehr verschleimt und süße Zahnpasten lösen diesen Schleim nicht auf. Hier sollte man anschließend mit einem herben, bitteren oder scharfen Mundwasser nachspülen. Anschließend an das Zähneputzen sollte die Zunge von ihrem Belag befreit werden. Dazu benutzt man einen Zungenschaber aus Gold oder Silber oder einen Zweig. Bei uns ist diese Art der Mundhygiene praktisch unbekannt. Wenn Sie aber nur einmal nach dem Zähneputzen Ihre Zunge mit dem Schaber reinigen und sehen, was sich da noch löst, werden Sie erschrecken und ab sofort auf diese Form der Mundreinigung nicht mehr verzichten wollen. Das Reinigen der Zunge verleiht Frische, verhütet Mundgeruch, schützt die Zähne vor Bakterien und läßt das Essen besser schmecken. Zudem kommen Sie so mit weniger »starken« Zahnpasten aus, die einfach die ganze Mund- und Rachenflora abtöten und deren Wirkstoffe zwangsläufig auch in den Magen und Darm geraten. Anschließend wird mit kaltem Wasser gegurgelt. In der kalten Jahreszeit kann auch lauwarmes Wasser verwendet werden.

Danach sollten die **Augen** mit kaltem Wasser gespült werden. Am besten füllt man den Mund mit Wasser, öffnet die Augen und bespritzt sie mit kaltem Wasser. Man kann dazu auch bestimmte ayurvedische Augenspülflüssigkeiten benutzen. Das schützt die Augen vor einer Malfunktion von *Pitta* und *Kapha*.

Aus hygienischen Gründen sollten die **Finger**- und **Fußnägel** alle fünf Tage geschnitten werden. Auch diese Tätigkeit gehört zur Morgentoilette.

Täglich muß der **Körper trainiert** werden, um so Stärke, Stabilität, symmetrisches Wachstum und Ausstrahlung zu fördern. Jeder hat zwei Arten von Feinden: Der erste ist der äußere Feind (Mensch, Tier oder Naturgewalt), der zweite ist der innere Feind (Krankheit). Ein gut gebauter gesunder Körper schützt vor beiden. Aber Körperübungen müssen mit Vorsicht und nur bis zu einer bestimmten Grenze ausgeführt werden, sonst schaden sie der Gesundheit. Diese Grenze ist bereits erreicht, wenn durch den Mund geatmet werden muß. Ideal sind lange und schnelle Spaziergänge, ohne große Steigungen, Schwimmen und Yoga.

Nach den Übungen folgt eine **Massage**, um die beeinträchtigte Bioenergie *Vata* zu besänftigen und um Körperfett zu reduzieren. Sie beseitigt tiefsitzende Ablagerungen und abgestorbene Haut. Man unterteilt in sanfte und kräftige Massagen. Bei der sanften Massage wird leicht in der Richtung und entgegen der Richtung der Körperbehaarung massiert. Für Menschen mit *Vata*-Konstitution wird dazu Sesamöl, für *Pitta*-Personen Kokosöl verwendet. Für den *Kapha*-Typ wird trocken oder mit ein wenig Babypulver massiert. Die kräftige Massage kann mit einem Massagehandschuh oder -lappen durchgeführt werden, wobei der Körper kräftig gerieben wird. Beide Massagen öffnen und reinigen die Hautporen, erhöhen die oberflächliche Blutzirkulation, verjüngen das Gewebe, verringern Fettpolster und verleihen einen strahlenden Teint.

Typenspezifische Öle für Ölbad und Massage					
Vata		***Pitta***		***Kapha***	
Kopf	**Körper**	**Kopf**	**Körper**	**Kopf**	**Körper**
Sesamöl *Nilbringadi* *Kshirabala*	Sesamöl Olivenöl Mandelöl *Dhanvantaram* *Kshirabala*	Kokosöl *Nilbringadi* *Triphaladi*	Kokosöl *Candanadi*	Sesamöl *Nilbringadi*	Sesamöl Senföl *Thekaraj*

Das **Ölbad** kann in Kombination mit der Massage oder auch separat durchgeführt werden. Das bedeutet nicht, daß Sie Ihre Badewanne mit Öl vollaufen lassen und sich hinheinsetzen, sondern daß man sich von Kopf bis Fuß mit Öl einreibt. Hierzu kommen verschiedene Öle zur Anwendung.

In der kalten Jahreszeit sollte auch der *Pitta*-Typ Sesamöl statt Kokosöl verwenden, und in der heißen Jahreszeit empfiehlt es sich auch für *Vata*- und *Kapha*-Personen, Kokosöl statt Sesamöl zu benutzen. *Nilbringadi* kann von allen Typen und zu jeder Jahreszeit für Kopf und Haare angewendet werden.

Man setzt sich in einen wohltemperierten Raum, wo kein Durchzug herrscht. Am besten legt man ein großes Badetuch auf den Boden, welches das tropfende Öl absorbiert. Das Öl wird im Wasserbad auf Körpertemperatur ange wärmt. Dann reibt man, angefangen bei den Haaren, den ganzen Körper bis zu den Füßen mit diesem Öl ein. In die Augen wird kein Öl gegeben, hingegen sollen ein paar Tropfen in die Ohren geträufelt und das Naseninnere mit dem öligen kleinen Finger kräftig massiert werden. Die Füße, insbesondere die Zehenzwischenräume, sollten sorgfältig massiert werden. Das Öl sollte mindestens 15 Minuten bis maximal 1 Stunde einwirken. Normalerweise genügen zwei Ölbäder pro Woche. Aus astrologischen Gesichtspunkten eignen sich Dienstag und Freitag für Frauen sowie Mittwoch und Samstag für Männer. Die positiven Auswirkungen sind vielfältig. Vor allem verjüngt das Ölbad Haut und Gewebe, regt die Zirkulation an, beruhigt die Nerven, schützt Augen und Ohren, stärkt die Knochen und übt einen positiven Einfluß auf die Psyche aus.

➩ Kontraindikationen sind Fieber, Verdauungsstörungen, unmittelbar nach einer Mahlzeit, nach Darmeinläufen oder Abführkuren.

Anschließend nimmt man ein **warmes Bad**, wobei grundsätzlich die Haare immer mit möglichst kühlem (nicht eiskaltem) Wasser gewaschen werden sollten. Heißes Haarewaschen führt zu Haarausfall, frühem Ergrauen und schadet außerdem den Augen. Anstatt Seife und Haarwaschmittel können einfache und schonende ayurvedische Alternativen, wie Mungdal-, Kichererbsen- oder Seifennußpulver, verwendet werden, die das Öl zwar entfernen, die Haut aber nicht angreifen, vorausgesetzt, man nimmt den höheren Aufwand an Vorbereitungs- und Aufputzarbeit in Kauf. Ideal ist zweimaliges Baden pro Tag. Es entfernt nicht nur Schmutz und Schweiß, sondern revitalisiert den Körper, schafft Appetit, verhindert Juckreiz sowie Hautbrennen und vertreibt Lethargie. Am besten geeignet sind Regen-

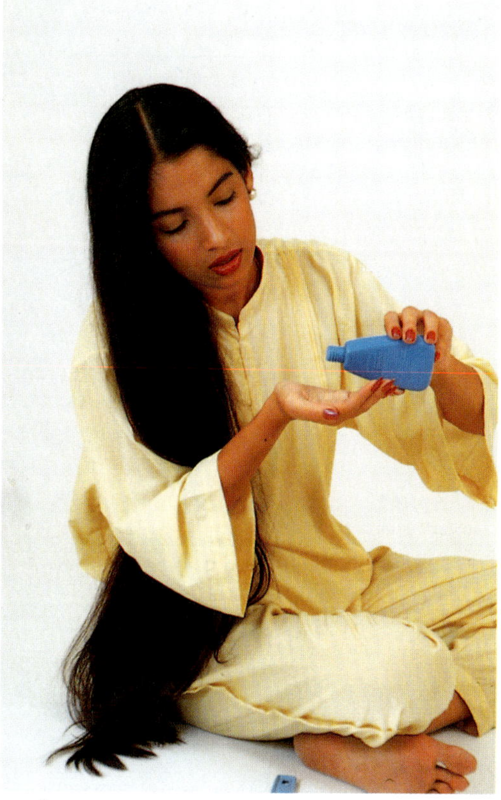

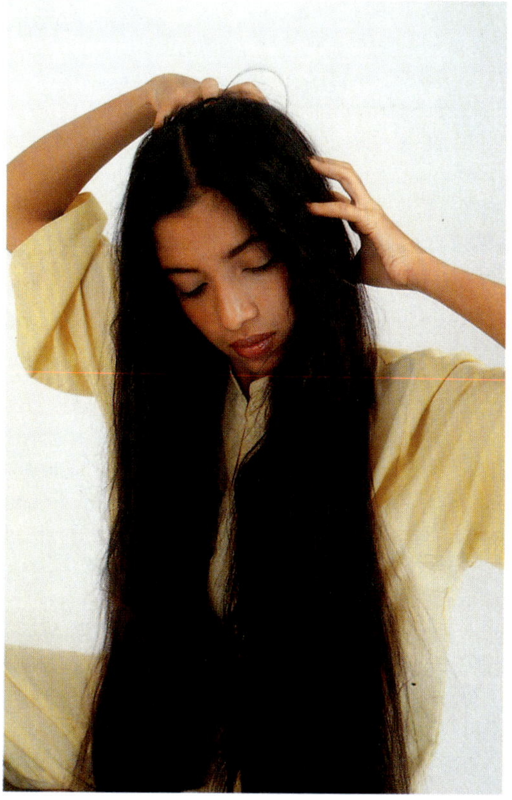

Öle mit kühlender Wirkung und Beigabe von Heilpflanzen wie Herpestis moniera oder Eclipta alba fördern das Wachstum der Haare und schützen sie.

wasser, dann Flußwasser, Seewasser und Grundwasser. Die Wassertemperatur sollte etwas unter der Körpertemperatur liegen. Im Winter sollte man in nicht zu kaltem und im Sommer in nicht zu heißem Wasser baden.

➭ Kontraindikationen sind fieberhafte Zustände, Durchfall, Ohrenschmerzen und unmittelbar nach dem Essen.

Anschließend an das Bad wird die **Anwendung von natürlichen parfümierten Substanzen** empfohlen. Dabei werden die körperliche Ausstrahlung und das Selbstbewußtsein verstärkt. Frische, saubere Kleidung, duftende Blumen und Schmuck aus Edelmetallen und Steinen erhöhen die Lebensqualität, bieten Schutz vor Erkrankungen und negativen Schwingungen. So wird kein Tag zum Alltag, sondern einmalig, denn das Leben beginnt nicht erst um fünf Uhr abends, an den Wochenenden oder in den Ferien. Wir leben jeden Augenblick, und darum sollten wir jeden Morgen mit dem Gefühl aufwachen, daß dies der beste Tag in unserem Leben sei. Zeitverschwendung kann sich auch ein Millionär nicht leisten.

Wenn man sich die Zeit und den Aufwand für all diese kleinen Dinge nicht gönnt, so verpaßt man nicht nur seine Lebensqualität, sondern auch seine psychische und physische Gesundheit sowie seinen Seelenfrieden. Man sagt ja auch bei uns, daß die kleinen Dinge das Leben lebenswert machen.

Nachdem man sich so gebadet und frisch geschmückt hat, sollte man für **einige Zeit in sich gehen**. Ob dies in Form eines Gebetes, einer Meditation oder nur darin besteht, an etwas Schönes zu denken, bleibt jedem selbst überlassen. Ayurveda macht keinem Vorschriften. Wichtig ist, daß dies an einem ruhigen und ungestörten Ort geschieht. Dieser Prozeß steigert die Konzentrationsfähigkeit, stärkt die Psyche, senkt den hohen Blutdruck sowie Hypersensibilität und verleiht die Entschlossenheit, selbst über sein Leben zu bestimmen.

Dann folgen noch einige Hinweise zu den **Eßgewohnheiten**, die im vorangegangenen Kapitel nicht behandelt wurden. Generell wird empfohlen, das Frühstück vor neun Uhr morgens, die Abendmahlzeit vor neun Uhr abends einzunehmen, erst drei Stunden nach der letzten Mahlzeit wieder etwas zu essen und nicht länger als sechs Stunden zu fasten. Hier noch ein Hinweis, der unsere ganze Eßkultur auf den Kopf stellt: Zuerst sollte man süß essen, um *Pitta* zu reduzieren, dann salzig und sauer, um die Verdauung zu stimulieren, und schließlich scharf, bitter und herb, um *Kapha* zu reduzieren. Zum Trost sei noch gesagt, daß sich auch in Indien kaum jemand an diese Regel hält. Sie kann jedoch bei bestimmten Indikationen, wie sehr schwacher Verdauung, sehr hilfreich für den Patienten sein. Nach dem Essen ist ein Spaziergang in jedem Falle besser, als sich hinzulegen.

Genügend Wasser sollte mit jeder Mahlzeit eingenommen werden. Es unterstützt die Verdauung und verteilt die Nährflüssigkeit im ganzen Körper. Falls man sein Gewicht beibehalten möchte, ist das Wasser mit der Mahlzeit zu trinken. Möchte man abnehmen, sollte man kurz vor der Mahlzeit Wasser trinken, und will man zunehmen, sollte man direkt anschließend an das Essen Wasser zu sich nehmen. Der Magen sollte idealerweise mit 50 Prozent Nahrung, 25 Prozent Wasser und 25 Prozent Luft angefüllt sein.

Verhaltensregeln für die Nacht

Natürlicher **Sexualverkehr** hält den Körper vital, gesund und verleiht ihm Ausstrahlung. Art und Häufigkeit hängen von Alter, körperlicher Verfassung und den Jahreszeiten ab. In der kalten und trockenen Jahreszeit kann Sexualverkehr praktisch uneingeschränkt empfohlen werden, während er im Frühjahr und Herbst auf dreimal pro Woche eingeschränkt werden sollte und im Sommer auf zwei- bis dreimal pro Monat. Nach dem Liebesakt sollte man ein Bad nehmen, den Körper mit parfümierten Pasten einreiben, einige Süßigkeiten essen, eine Tasse gesüßte Milch oder ein anderes *Kapha*-förderndes Getränk zu sich nehmen.

➪ Kontraindikationen sind Schwangere, während der Menstruation, unbekannte Partner, der Lebenspartner des Vorgesetzten, Krankheit, Inzest und ein um viele Jahre älterer Partner.

Im Schlafzimmer sollte die Luft frei zirkulieren können. Schlafen bei geschlossenem Fenster ist ungesund. Wegen der Magnetfelder sollte der Kopf nach Osten oder Westen gerichtet sein. Schlafen auf der linken Körperseite wird empfohlen, da es die Verdauung fördert. Normalerweise genügen **sechs bis acht Stunden Schlaf**. Aus gesundheitlichen Gründen sollten Haustiere nicht im Schlafzimmer gehalten werden. Ein paar Yoga-Entspannungsübungen, eine kurze Meditation oder ein Gebet bereiten Körper und Geist in idealer Weise für die Nachtruhe vor.

➩ Kontraindikationen sind Tagesschlaf, Fettleibigkeit und *Kapha*-Konstitution. Das heißt natürlich nicht, daß Personen mit diesen Problemen nicht schlafen dürfen, sondern daß sie möglichst wenig schlafen sollten.

Verhaltensregeln für die verschiedenen Jahreszeiten

Die zwölf Monate des Jahres werden in sechs Jahreszeiten und weiter in die zwei Hälften unterteilt, in denen sich die Sonne nach Süden oder nach Norden bewegt *(Dakshinayana* und *Uttarayana);* siehe hierzu die untenstehende Übersicht.

Wenn die Sonne nach Süden zieht, nehmen ihre Strahlen an Kraft ab. Die kühlende Strahlung des Mondes und das Wasser-Element treten in den Vordergrund. Die Energie der Lebewesen nimmt zu. Je weiter die Sonne in den Norden zieht, desto intensiver werden ihre Strahlen, was zu Verlust von Energie der Lebewesen führt. Die Übergänge von einer Jahreszeit zur anderen sind graduell und erlauben es dem Körper, sich anzupassen. Sie können aber auch krankheitsverursachende Auswirkungen haben. Die Methode zur Anpassung an die jahreszeitlichen Wechsel nennt man in der Ayurveda *Rutu-Carya* oder Verhaltensregeln für die verschiedenen Jahreszeiten. Hierzu werden folgende drei Maßnahmen empfohlen:

1. Vorfrühling:	Februar, März	die Sonne zieht nach
2. Frühling:	April, Mai	Norden
3. Frühsommer:	Juni, Juli	
4. Spätsommer:	August, September	die Sonne zieht nach
5. Herbst:	Oktober, November	Süden
6. Winter:	Dezember, Januar	

1. Ausgleich der drei Bioenergien mittels Entschlackungskuren
Im August sollte *Vata* mittels Darmeinläufen beruhigt werden, im November *Pitta* mit Hilfe von Abführkuren und im April *Kapha* durch therapeutisches Erbrechen.

2. Anpassung der Ernährungsweise
Im Winter, Vorfrühling und Spätsommer sollen Nahrungsmittel mit vorherrschendem süßen, sauren und scharfen Geschmack konsumiert werden, im Frühling Nahrungsmittel mit vorherrschendem bitteren und herben Geschmack, im Frühsommer Nahrungsmittel mit vorherrschendem süßen Geschmack, und im Herbst Nahrungsmittel mit vorherrschendem süßen und scharfen Geschmack.

3. Anpassung in den Übergangsperioden
Übergangsperioden sind die letzte und die erste Woche einer Jahreszeit. In dieser Zeit sollte die Anpassung der neuen Maßnahmen stattfinden. Eventuelle Verschiebungen der Jahreszeiten müssen ebenso in Betracht gezogen werden.

Vorfrühling: Februar und März
Zu dieser Jahreszeit sind die Nächte noch länger, und deshalb besteht morgens ein größerer Appetit. Substanzen mit Eigenschaften, die zu einer Zunahme von *Vata* führen, müssen deshalb vermieden werden. Nahrungsmittel sollen die Geschmacksrichtungen süß, salzig und sauer enthalten. Generell können die gleichen Maßnahmen wie im Winter eingehalten werden.

Frühling: April und Mai
Die Tage und Nächte sind gleich lang. Diese Jahreszeit wird als die erste des neuen Jahres betrachtet. Durch den Gebrauch von öl- und fetthaltigen sowie süßen Nahrungsmitteln im Winter

und Vorfrühling hat sich *Kapha* im Körper angesammelt, das nun durch die Einwirkung der Sonne schmilzt, im Körper zirkuliert und vor allem die Verdauung stört. Das führt zu der sogenannten Frühjahrsmüdigkeit. Deshalb müssen folgende *Anti-Kapha*-Maßnahmen ergriffen werden:

- ☐ Körperliche Aktivität, Sport.
- ☐ Trockenmassagen.
- ☐ Rauchen von Kräuterzigarren (ohne Nikotin).
- ☐ Gurgeln.
- ☐ Reinigung der Augen mit Augenspülflüssigkeit.
- ☐ Heiße Wasserbäder.
- ☐ Schönheitsmasken für Körper und Gesicht.
- ☐ *Anti-Kapha-Diät.*
- ☐ Sexualverkehr.
- ☐ Ayurvedische Kräuterweine wie *Drakshharishta, Durlabarishta, Jirakarishta, Kanakasava, Mushtarishta, Pippaliasava, Saraswatarishta* und *Vasarishta.*
- ☐ Reinigungskuren *(Panchakarma)*, speziell therapeutisches Erbrechen.

➪ Kontraindikationen sind Tagesschlaf, fette und kalte Speisen.

Frühsommer

Die intensiven Sonnenstrahlen saugen die Feuchtigkeit aus der Erde und den Körpern der Lebewesen. Direkte Sonnenbestrahlung vor allem am Mittag muß vermieden werden. Die Bioenergie *Kapha* wird reduziert und *Vata* und *Pitta* nehmen zu. Die Lebewesen besitzen weniger Energie. Die Maßnahmen für den Frühsommer sind:

- ☐ Nahrung und Getränke sollen kühl, süß und leicht fetthaltig sein.
- ☐ Alkoholische Getränke mit Wasser verdünnen.
- ☐ Tragen von Perlenketten oder Perlenschmuck.
- ☐ Einsalben des Körpers mit Sandelholzpaste.
- ☐ Schlafzimmer gut lüften und sich den Mondstrahlen aussetzen.
- ☐ *Sarsaparilla*-Sirup. Ayurveda-Gelees wie *Drakshadi Leha, Khadira Leha, Satavarigulam* und *Sukumara Rasayana.*

➪ Kontraindikationen sind körperliche Aktivitäten, Sexualverkehr, Nahrung und Flüssigkeiten mit salzigem, saurem und scharfem Geschmack.

Spätsommer

In dieser Jahreszeit können alle drei Bioenergien gestört werden, deshalb ist besondere Vorsicht geboten. Die Maßnahmen sind:

- ☐ Vorzug von gekochter Nahrung.
- ☐ Ausgewogene Ernährung.
- ☐ *Sarsaparilla*-Sirup und ayurvedische Kräuterweine wie *Kumariasava, Lohasava* und *Punarnasava.*
- ☐ Massagen, Ölbad.
- ☐ Tragen von leichten, aber warmen Kleidern.
- ☐ Aufenthalt in trockenen Räumen.
- ☐ Reinigungskur *(Panchakarma).*

➪ Kontraindikationen sind Tagesschlaf, übermäßige körperliche und sexuelle Aktivität, Sonneneinwirkung.

Herbst

Die im Sommer akkumulierte Bioenergie *Pitta* muß weiter reduziert werden. Die Maßnahmen sind wie folgt:

- ☐ Nahrungsmittel und Getränke mit süßem, bitterem Geschmack mit kühlender Wirkung.
- ☐ *Panchakarma*, vor allem Abführkuren und Aderlaß.
- ☐ Zum Trinken bestimmtes Wasser sollte in einem Gefäß tagsüber in die Sonne und nachts in die Mondstrahlung gestellt werden.
- ☐ Wohnung und Körper sollten mit Herbstblumen geschmückt werden.
- ☐ Der Körper sollte im frühen Teil der Nacht den Mondstrahlen ausgesetzt werden.

➪ Kontraindikationen sind schwerverdauliche Speisen.

Winter
Die Nächte werden länger. Die Atmosphäre kühlt ab und erhöht *Vata.* In dieser Jahreszeit haben die Menschen großen Appetit, eine gute Verdauung und viel Energie. Maßnahmen sind:

- ☐ Süße, öl- und fetthaltige, salzige und saure Nahrungsmittel.
- ☐ Weine und andere alkoholische Getränke sind erlaubt.
- ☐ Ölmassagen, Ölbad.
- ☐ Tragen von warmer Kleidung.
- ☐ Warme Decken und gewärmte Schlafräume.
- ☐ Sexualverkehr.
- ☐ Sportliche Aktivitäten.
- ☐ Sich an der Sonne erwärmen.

➪ Kontraindikationen sind *Vata*-erhöhende Nahrungsmittel und sich der Kälte aussetzen.

Regulierung der natürlichen Körperdränge

Die Unterdrückung der physiologischen Impulse spielt eine wichtige Rolle in der ayurvedischen Präventivmedizin, da ein solches Verhalten zu verschiedenen ernsthaften Erkrankungen führen kann. CARAKA schreibt: »Eine kluge Person wird die von Zeit zu Zeit entstehenden natürlichen körperlichen Zwänge nicht zu unterdrücken versuchen.« Der Grund ist, daß diese Dränge hauptsächlich durch die Nach-unten-Bewegung von *Apana Vata* mit Sitz im unteren Bauch entstehen. Wenn nun ein solcher Drang unterdrückt wird, sammelt sich die entsprechende Bioenergie weiter an und wirkt krankheitserregend (pathogen). Man unterscheidet dreizehn verschiedene Impulse, die bei Unterdrückung gesundheitliche Störungen verursachen (siehe untenstehende Übersicht).
Neben somatischen Erkrankungen können natürlich auch verschiedene psychische Störungen auftreten, die sich weiter zu psychosomatischen Erkrankungen entwickeln können.

Während das Nicht-Unterdrücken der physiologischen Impulse hygienische Maßnahmen sind, wird das Unterdrücken der mentalen Impulse empfohlen. Tendenzen, wie jemanden zu bestehlen, zu beleidigen oder zu verletzen, sowie unnatürliche sexuelle Betätigungen sind zwar menschlich, hier liegt der Verdienst jedoch in ihrer Kontrolle.

Natürlicher Drang	Krankheiten, die durch Unterdrücken entstehen können
1. Luft ablassen	Phantomtumore, Blähungen, Müdigkeit, Kolik, Druck auf das Herz
2. Stuhlgang	Erkältung, Kopfschmerzen, Aufstoßen, Schwellungen
3. Urinieren	Steifheit in der Leistengegend, Dysurie (schmerzhafte Störung der Harnentleerung), Harnsteine
4. Niesen	Migräne, Torticollis (Schiefhals), Gesichtslähmungen
5. Durst	Schwäche, Ohnmacht, Taubheit, Herzschmerzen, Depressionen
6. Hunger	Schwindel, Kolik, Schwäche, Hautverfärbung, Magersucht
7. Schlaf	Körperschmerzen, Gähnen, Verdauungsstörungen, Schwindel
8. Husten	Zunahme des Hustens, Atemnot, Appetitverlust, Schluckauf
9. Keuchen	Atemnot, Phantomtumore, Ohnmacht, Herzerkrankungen
10. Gähnen	Schüttelkrampf, Gefühlslosigkeit, Kontraktion, Muskelzittern
11. Tränen	Schnupfen, chronische Nasenschleimhautentzündung, Kopfschmerzen, Herzbeschwerden
12. Erbrechen	Atemnot, Juckreiz, Hautkrankheiten, Fieber, Schwellungen, Husten
13. Sexualität	Schmerzen in Penis, Vagina und Anus, Harnretention, Impotenz

9

Äußere Reinigung

Bahih-Shodana

Krankheit wird in der Ayurveda als Störung der drei Bioenergien *Vata, Pitta* und *Kapha* definiert. Eine Therapie soll die geschwächten Bioenergien stärken, die überreizten besänftigen und den status quo der ausgeglichenen Bioenergien beibehalten. Gleichzeitig müssen aber auch die krankheitsverursachenden Faktoren beseitigt werden. Drei Behandlungskonzepte – die innere Reinigung, die äußere Reinigung sowie die Chirurgie – bilden die traditionellen therapeutischen Maßnahmen der Ayurveda. In diesem Kapitel wollen wir uns mit der äußeren Reinigung befassen. Sie besteht aus äußerlichen Therapieformen wie der Öl- und der Schwitzkur. Bei verschiedenen Indikationen genügt eine äußere Reinigung. In der Regel wird sie vor jeder *Panchakarma*-Behandlung (einer inneren Reinigung) angewendet. Des weiteren hat die äußere Reinigung den Zweck, erstens die Zirkulationskanäle zu öffnen und zweitens die im Körper abgelagerten toxischen Substanzen (*Ama* oder unverdaute Nahrung) in Bewegung zu versetzen und an einen Ort zu transportieren, von wo sie dann mittels der inneren Reinigung aus dem Körper ausgeschieden werden können.

Die nachfolgend beschriebenen Therapien dürfen nur unter ärztlicher Aufsicht durchgeführt werden. Blutzucker, Cholesterin, Blutdruck, Leberfunktion und andere wichtige Befunde müssen berücksichtigt werden. Der Arzt soll den Patienten während der ganzen Behandlung überwachen und die angegebenen Kontraindikationen genau beachten. Die meisten Anwendungen müssen morgens auf nüchternen Magen erfolgen. Ausnahmen sind speziell erwähnt.

Ölkur
Snehakarma

Sneha bedeutet ölige Substanz. Zum Einsatz kommen pflanzliche oder tierische Fette. Sesamöl ist das beste pflanzliche Öl, denn es hat die spezielle Eigenschaft, *Vata* zu besänftigen, ohne dabei *Kapha* zu provozieren. Es verleiht Kraft, schützt vor Hauterkrankungen und Pilzbefall, wärmt, stabilisiert und kann als vaginales Reinigungsmittel verwendet werden. Von den tierischen Fetten eignet sich die eingesottene Butter wegen ihrer besonderen Anpassungs- und Aufnahmefähigkeit von arzneilichen Substanzen am vorzüglichsten. Sie reguliert *Vata* und *Pitta,* nährt das Plasma und das Fortpflanzungsgewebe, trägt zu einer guten Stimme und körperlicher Ausstrahlung bei. Über hundert Rezepturen von sehr wirksamen arzneilichen Ölen werden in den klassischen Texten beschrieben. Zum Teil werden sie noch heute hergestellt und erfolgreich angewendet. (Siehe hierzu auch die Aufstellung der arzneilichen Öle auf Seite 141 f.).

Die innere Anwendung von öligen Substanzen wird im nächsten Kapitel beschrieben. Sie dient, wie bereits erwähnt, der *Panchakarma*-Therapie zum Teil als Vorbereitungsmaßnahme *(Purva-Karma)*, muß aber

Äußerliche Ölkur	
1. Einsalbung	*Abhyanga*
2. Medizinisches Pflaster	*Lepa*
3. Massage zum Herz	*Udvartana*
4. Druckmassage	*Mardana*
5. Massage mit den Füßen	*Padanghata*
6. Guß	*Parisheka*
7. Streichen	*Samvahana*
8. Gurgeln	*Gandusha*
9. Kopfbehandlung	*Murda Thaila*
10. Augenbehandlung	*Akshitarpana*
11. Nasenbehandlung	*Nasatarpana*
12. Ohrenfüllen	*Karnapurnam*
13. Kopfpaste	*Masthiskya*
14. Bad	*Snehavagahna*

zur inneren Reinigung gezählt werden.

Die in diesem Kapitel angesprochenen Behandlungsmethoden bestehen aus vierzehn verschiedenen äußerlichen Ölanwendungen (siehe obenstehende Übersicht: Äußerliche Ölkur).

➩ Indikationen für eine Ölkur sind:

- ☐ Bei Kindern zur Förderung des Wachstums.
- ☐ Im Alter zur Hinauszögerung der natürlichen Alterserscheinungen.
- ☐ Bei trockener Haut.
- ☐ Zum Schutz vor Pilzbefall.
- ☐ Bei Schlaflosigkeit.
- ☐ Zur Stärkung des Immunsystems.
- ☐ Bei Blutmangel.
- ☐ Bei Dehydration (Entzug von Wasser, Austrocknung).
- ☐ Bei Atrophie (Schwund von Organen und Gewebe).
- ☐ Bei verschiedenen Augenerkrankungen.
- ☐ Bei Mangel an Sperma.
- ☐ Nach übermäßiger körperlicher Anstrengung (Sport, Arbeit, Sexualverkehr).
- ☐ Als Ausgleich zu ungesundem und exzessivem Lebensstil.

Einsalbung

Hier wird der ganze Körper mit Öl eingesalbt. Der Arzt bestimmt die Auswahl des am besten geeigneten arzneilichen Öls. Für den Kopf und den Körper können unterschiedliche Öle zur Anwendung kommen. Je nach Jahreszeit kann das Öl kühler oder wärmer sein, seine Temperatur sollte aber in jedem Fall über der der Raumtemperatur liegen. An den Gelenken kann es mit leichten kreisenden Bewegungen aufgetragen werden, wobei besonders der Kopf, die Ohren und die Füße mit reichlich Öl zu versehen sind.

Die Einsalbung stärkt alle Körpergewebe, schützt vor Unter- oder Überfunktion von *Vata* und *Kapha*, macht die Haut weich, jung und geschmeidig, verleiht Kraft und Ausstrahlung. Sie kann speziell bei Kindern und in der Geriatrie täglich angewendet werden. Das Öl bleibt 15 bis 35 Minuten auf dem Körper. Anschließend muß ein warmes Bad oder eine warme Dusche genommen werden. Um nicht das ganze Öl mit Seife wieder herauszuwaschen, empfiehlt sich die Verwendung von Shikka- oder Mungdalpulver.

Die Einsalbung ist immer die Ausgangsbehandlungen für weitere therapeutische Maßnahmen wie Druckmassage, Fußmassage, Guß, Streichen, Kopfbehandlung, Nasenbehandlung und Ohrenfüllen, kann aber auch jederzeit unabhängig von diesen Therapien ausgeführt werden. Falls keine weitere Behandlung erfolgt, läßt man die Öle einfach einwirken. Kommt beim Patienten ein Kältegefühl auf, muß sofort ein warmes Bad genommen werden.

Die Einsalbung wird in den sechs folgenden Positionen des Patienten vorgenommen:

- ☐ Aufrecht sitzend mit ausgestreckten Beinen (1),
- ☐ auf dem Rücken liegend (2),
- ☐ auf der linken Seite liegend (3),
- ☐ auf dem Bauch liegend (4),
- ☐ auf der rechten Seite liegend (5),
- ☐ aufrecht sitzend mit ausgestreckten Beinen (6).

Man beginnt in der ersten Stellung, wobei das Öl zuerst auf den Scheitel, dann auf die Mitte des Hinterkopfes und anschließend auf der ganzen Kopfhaut aufgetragen wird (7). Es stört nicht, wenn dabei auch die Haare ölig werden.

➪ Kontraindikationen sind akutes Fieber, Verdauungsstörungen, extreme *Kapha*-Störungen, nach einer Reinigungskur.

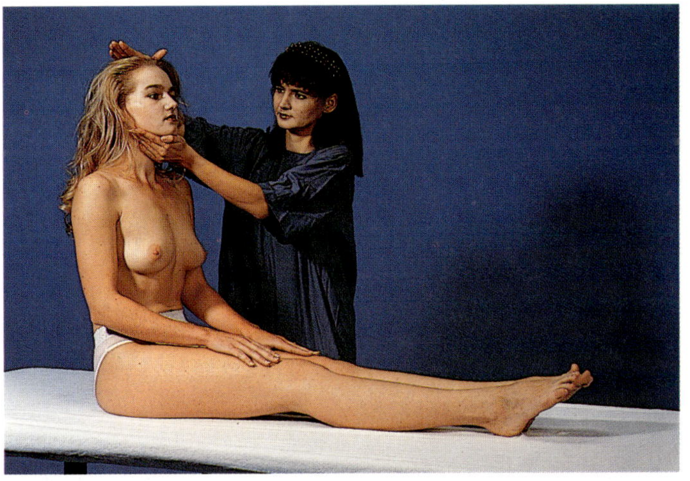

1

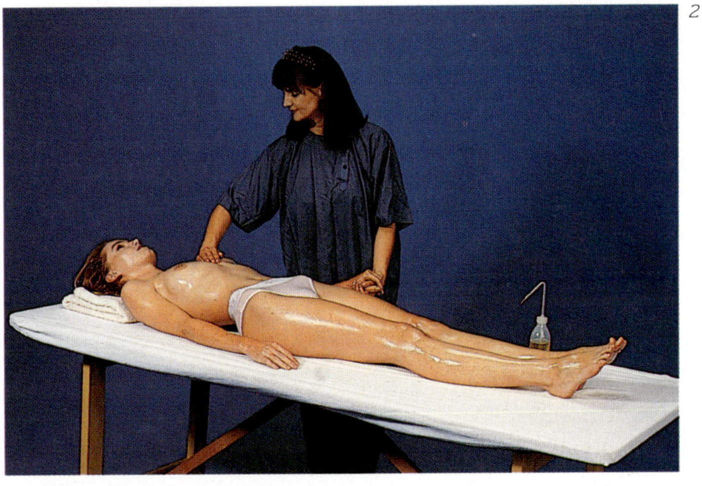

2

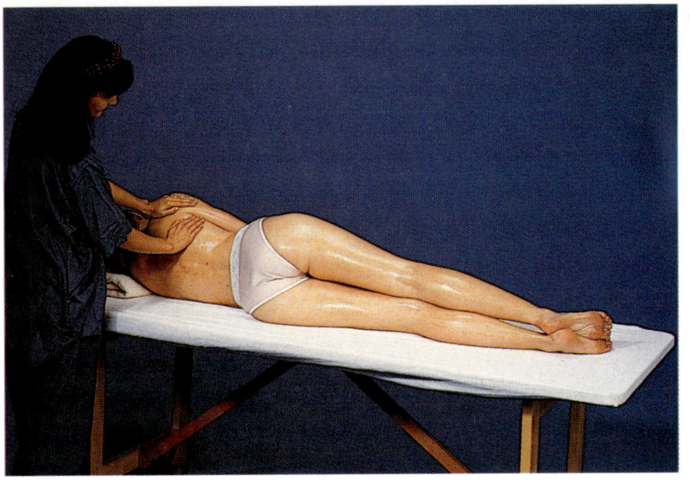

3

4

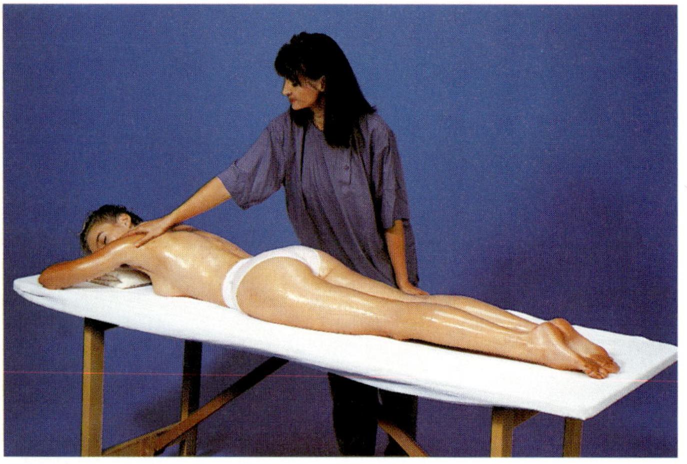

5

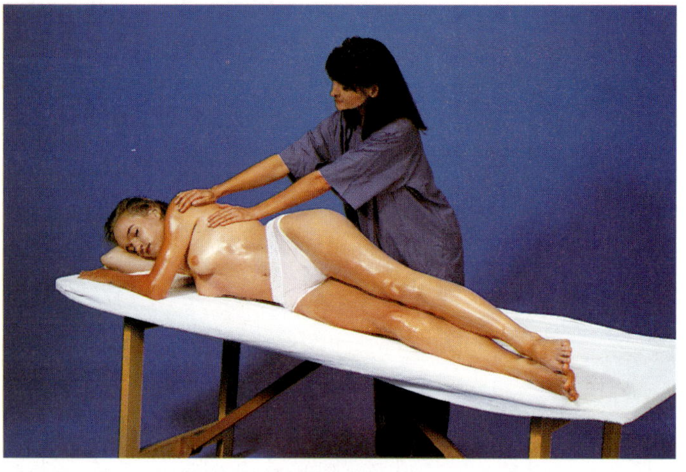

6

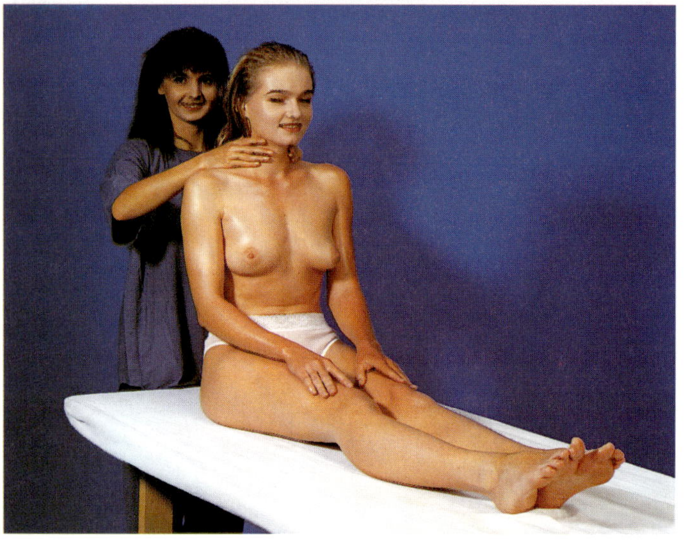

Medizinisches Pflaster

Es kommt vor allem bei Entzündungen und Schwellungen zur Anwendung. Je nach der Wirkung, die erzielt werden soll, kann das Pflaster dünn oder dick, absorbierend oder nichtabsorbierend und warm oder kalt sein. Kühle, dünne und absorbierende Pflaster normalisieren *Pitta* und Blut. Dünne oder dicke, nichtabsorbierende Pflaster normalisieren *Vata* und *Kapha*, reduzieren Geschwüre und Schmerzen. Ein Pflaster mit Heilsubstanzen von adstringierender, d. h. zusammenziehender, Natur stoppt Blutungen und trocknet Geschwüre aus. Störungen von *Vata, Pitta* und *Kapha* lassen sich damit heilen.

Massage zum Herz

Bei *Kapha*-Störungen wie Fettleibigkeit, Diabetes und Wassersucht wird zum Herz hin massiert. Dadurch wird der Hautmetabolismus besonders angeregt. Um *Kapha* nicht noch weiter zu provozieren, wird bei dieser Applikation in den meisten Fällen ohne arzneiliche Öle massiert. Hingegen kommen verschiedene fein gemahlene Pulver zur Anwendung. *Udvartana* ist im Gegensatz zu *Mardana* die ausschließliche Massage in Richtung Herz.

Druckmassage

Druckmassage *(Mardana)* bedeutet, daß während oder nach der Einreibung *(Abhyanga)* mit den Händen ein Druck ausgeübt wird. Je nach Zustand des Patienten und gewünschter Wirkung wird sie mehr oder weniger kräftig durchgeführt. Einerseits stimuliert der Druck das Gewebe und die oberflächige arterielle Zirkulation. Andererseits werden die Vitalpunkte *(Marma)* tonisiert, und letztlich werden lokale Störungen gezielt beseitigt. Die Druckmassage kann zum oder vom Herz weg erfolgen. Da das Hauptziel ihrer Anwendung meistens die Regulierung von *Vata* ist, wird mehrheitlich zu den Extremitäten hin massiert. Je nach Indikation können ein, zwei oder vier Therapeuten am gleichen Patienten arbeiten. Bei Synchronmassagen ist darauf zu achten, daß die Handbewegungen synchron und der Druck gleichmäßig ausgeübt werden (8).

Massiert wird in den gleichen sechs Positionen wie bei der Einsalbung, wobei es nicht notwendig ist, daß der ganze Ablauf der Einsalbung stattfindet. Die beiden Therapien können auch schrittweise miteinander kombiniert werden.

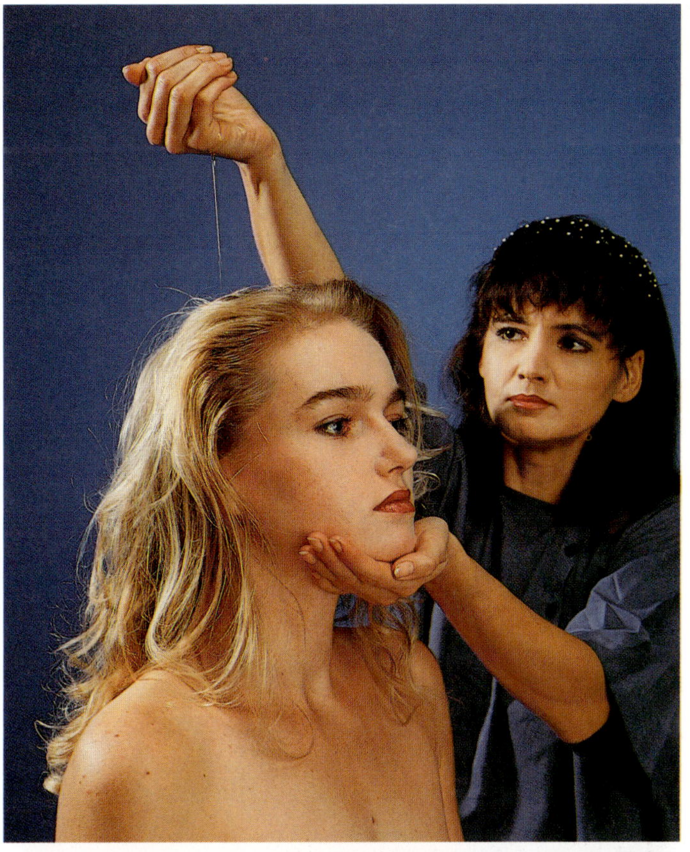

7

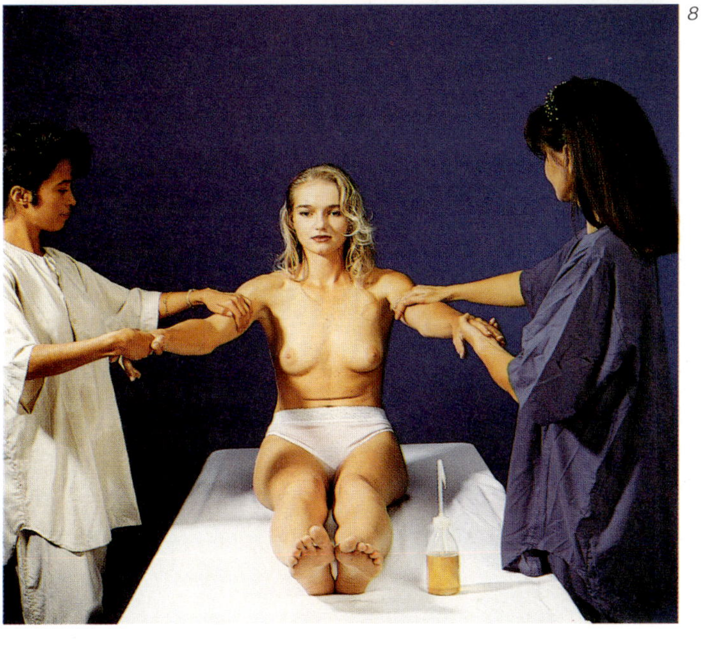

8

9

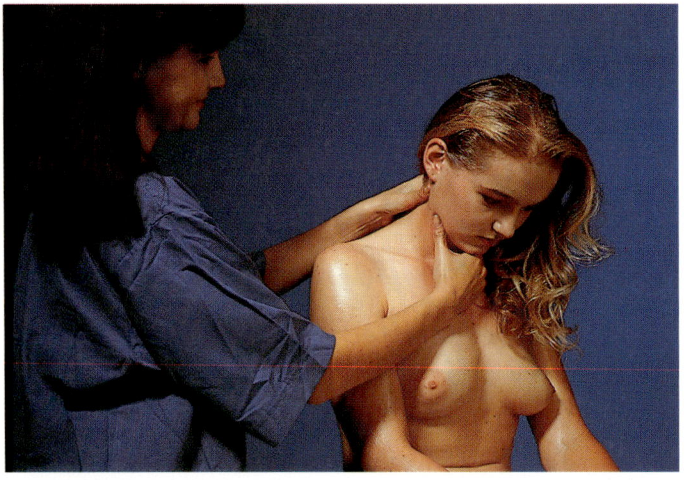

10

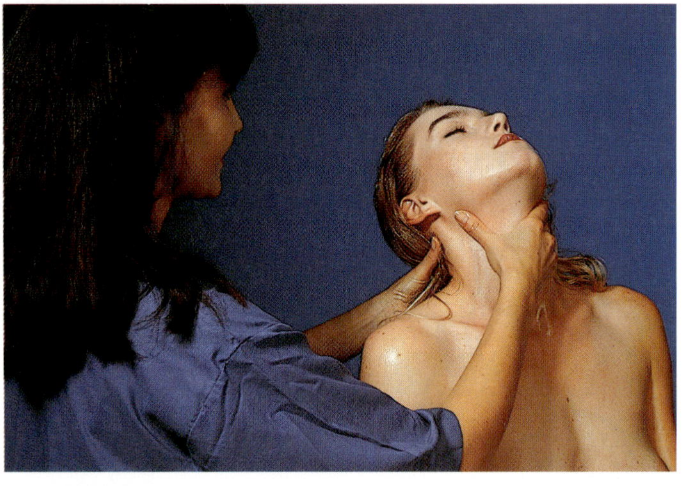

11

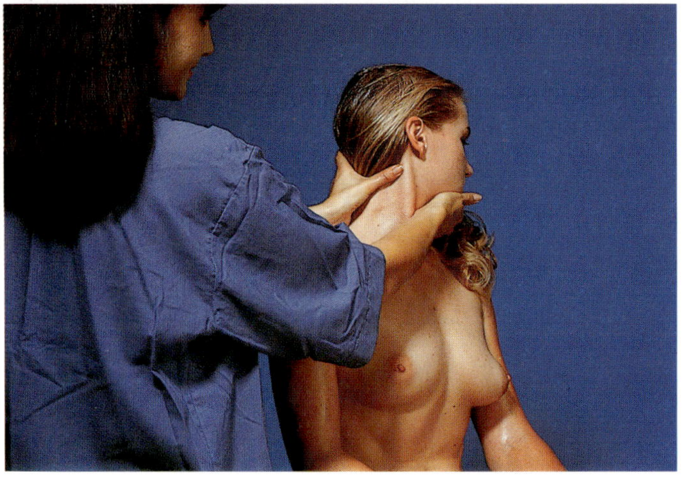

Der Seiten- und Hinterkopf darf mit den Fingerbeeren und die obere Kopffläche mit den Handballen kräftig massiert werden. Man sollte ständig überwachen, daß der Patient aufrecht mit geradem Rücken sitzt. Jetzt werden Rücken, Brust, Bauch, Beine und Arme kurz mit Öl eingerieben, damit, während die einzelnen Körperteile massiert werden, die arzneilichen Öle bereits in die Gewebe eindringen können.

Dann wird eine Hand an den Hals gelegt, der Kopf des Patienten ganz nach vorn gebeugt und mit der anderen Hand der Nacken von den Ohren ab nach unten massiert (9). Anschließend wird die eine Hand auf den Nacken gelegt, der Kopf ganz nach hinten gebeugt und der Hals vom Kinn abwärts massiert (10). Danach wird der Kopf nach links gedreht. Eine Hand hält das Kinn fest, die andere massiert vom Ohr an nach unten (11). Direkt danach wird der Kopf zur Gegenseite gedreht und entsprechend massiert.

Die Schultergelenke und Ellbogen können in dieser Position besonders gut massiert werden, wenn man sich die Hand des Patienten auf die Schulter legt. Auch hier wird in langen kräftigen Bewegungen bis zu den Fingerspitzen hin massiert.

Nun kann sich der Patient langsam auf den Rücken legen. Als erstes werden der Nabel, dann beide Ohren mit Öl angefüllt. Dann behandelt man die Vitalpunkte des Kopfes (siehe auch die Grafik auf Seite 56 sowie die Abbildungen 12 und 13). Vom Kinn her gleitet man dann kräftig und langsam bis zum Hinterkopf und zieht zum Schluß am Haarschopf nach hinten (14). Nachdem die ganze Körpervorderseite nochmals gut eingölt wurde, massiert man die Vitalpunkte der Hände und Füße (15) (16) (17). Sodann wird in langen, kräftigen Bewegungen vom Brustbein über die Schultern bis zu den Fingerspitzen und vom Gesäß bis zu den Zehenspitzen massiert (18). Der Bauch wird mit kreisenden und seitlichen Bewegungen behandelt. Der Patient legt sich danach auf die linke Seite. Nun können vor allem die Schulterblätter, Schulter, Hüfte sowie die Rückseite der Beine behandelt werden (19).

Jetzt dreht sich der Patient auf den Bauch. Der Kopf kann seitlich gewandt sein, wobei er in der Mitte dieses Behandlungsabschnittes auf die Gegenseite gedreht wer-

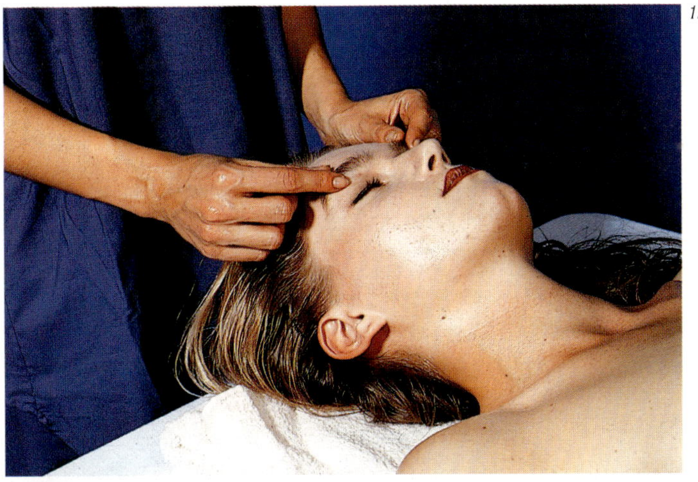
12

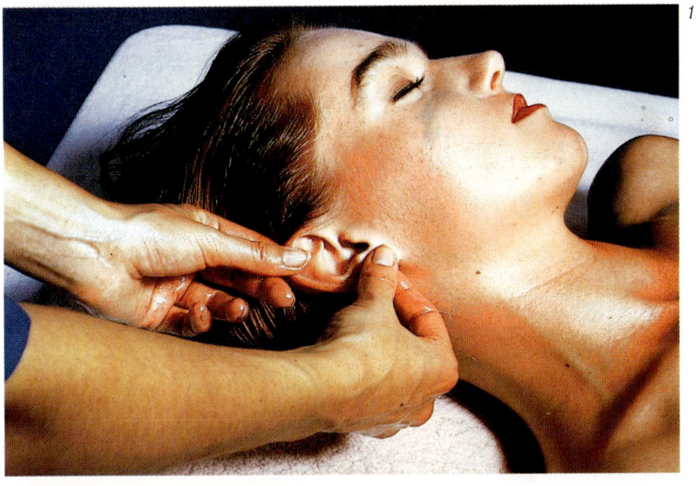
13

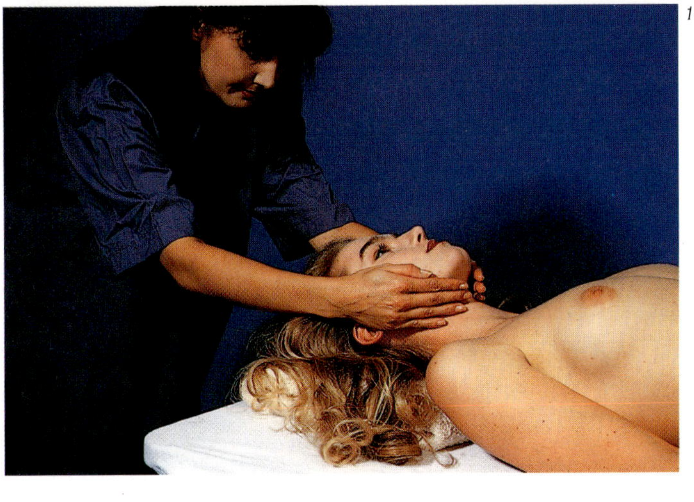
14

15

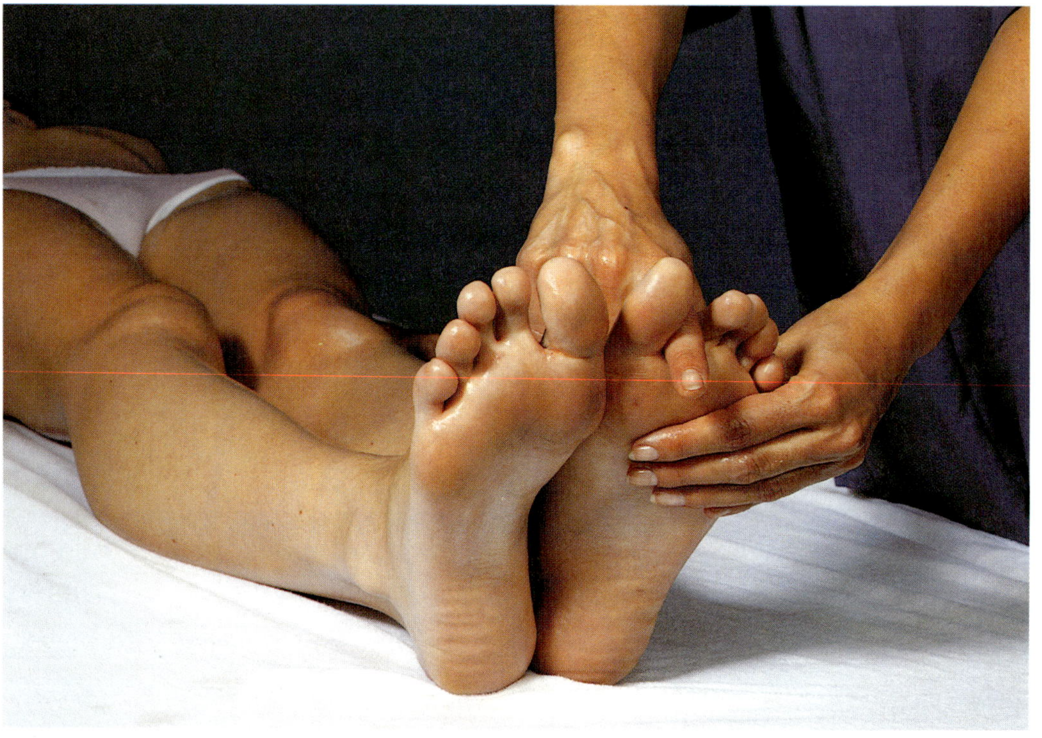

16

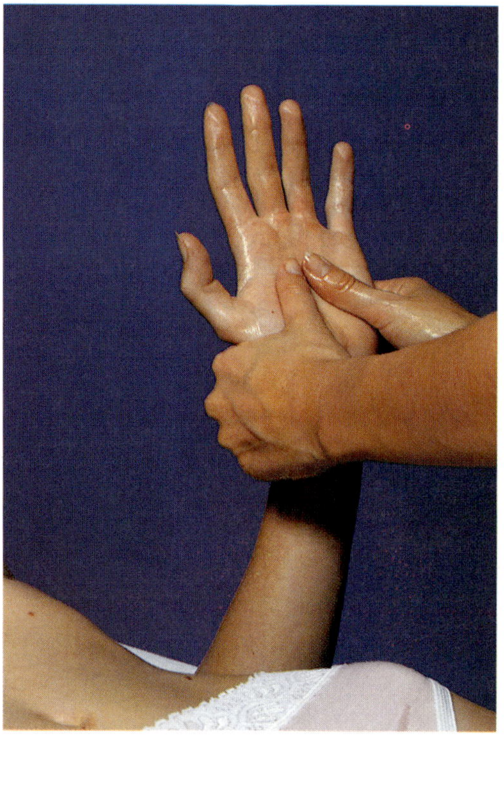

17

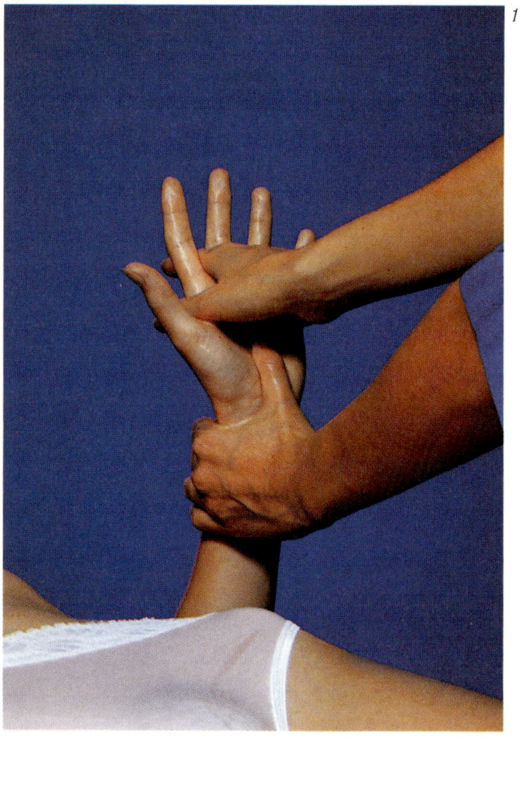

18

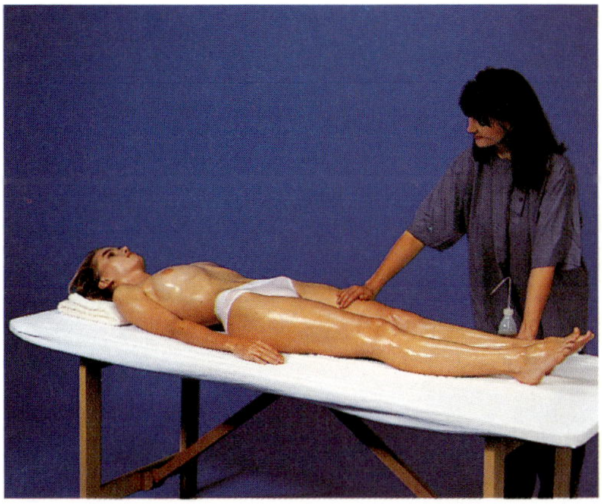

19

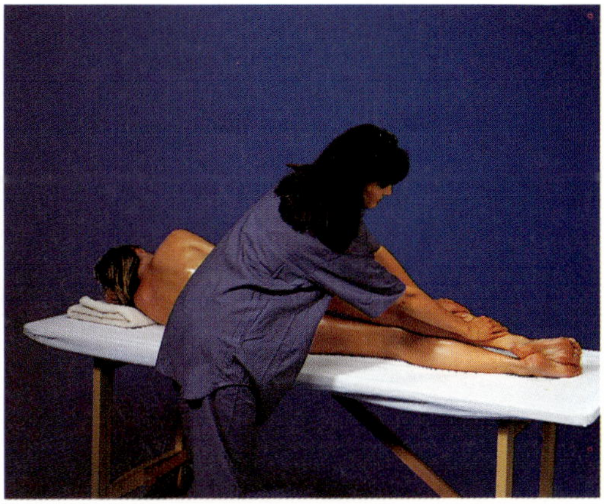

20

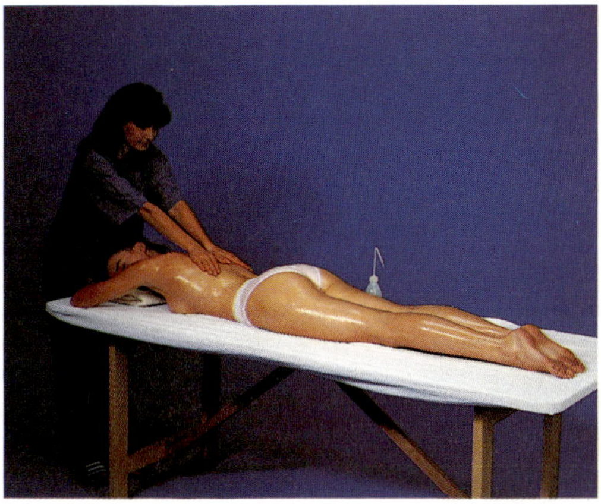

21

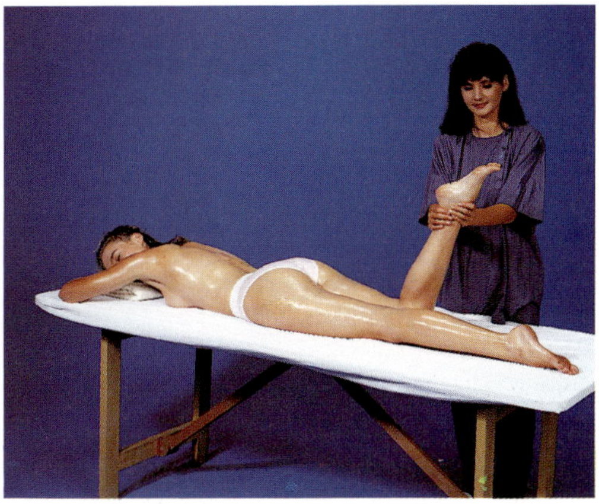

22

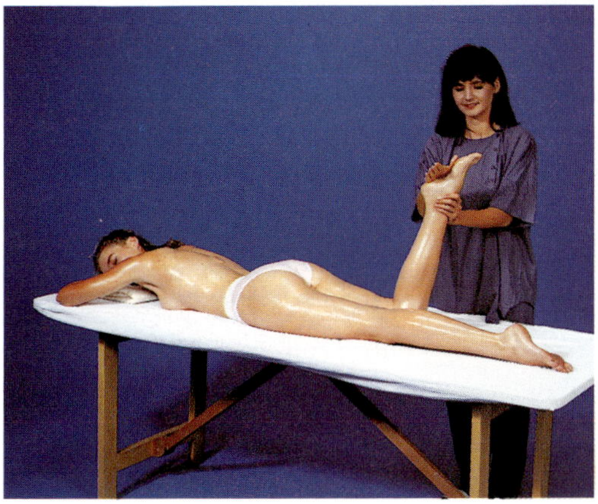

23

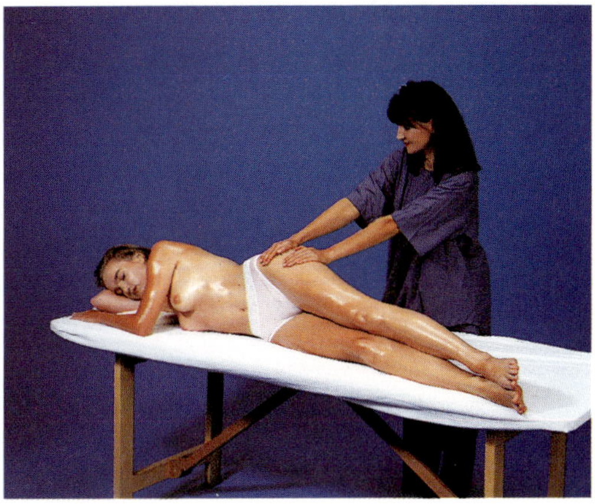

24

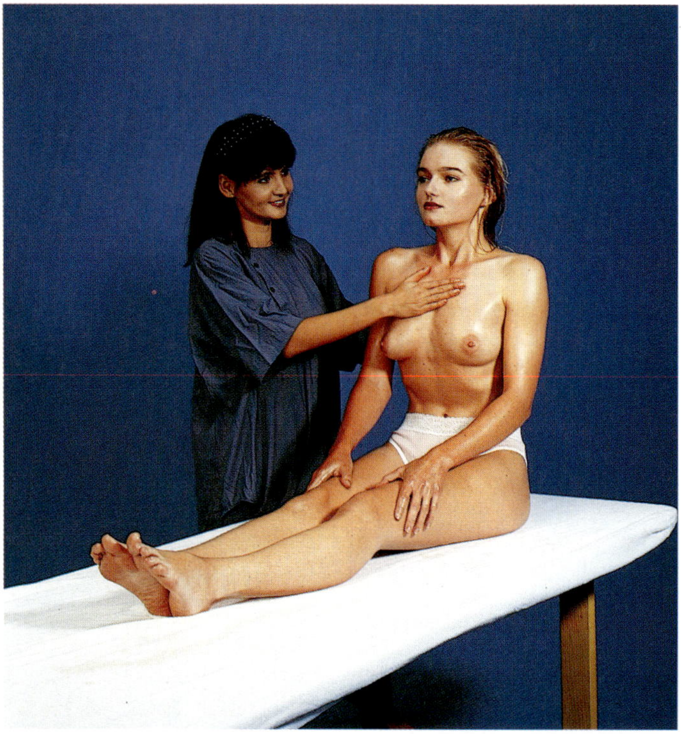

25

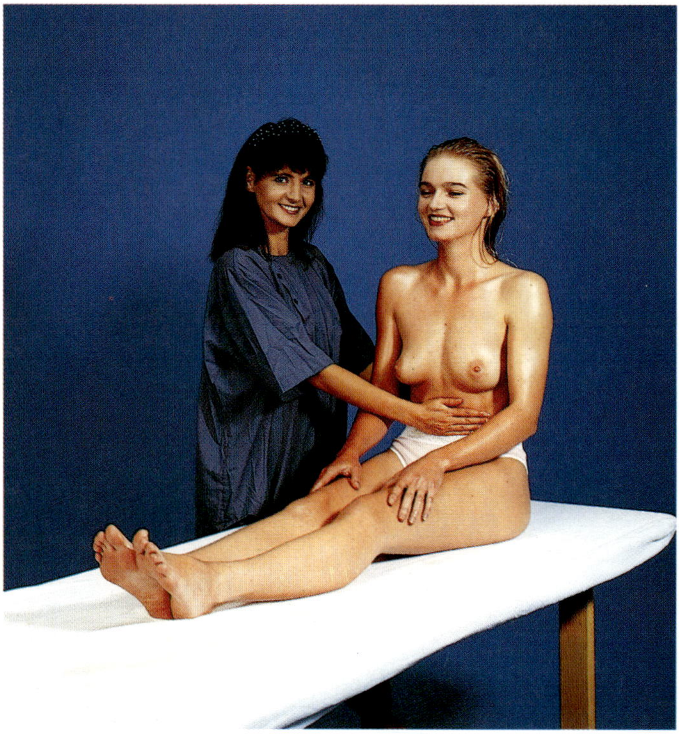

den soll. Falls nötig, kann ein Kissen oder ein Handtuch als Unterlage dienen. Vom Kopfende her wird der Rücken, angefangen bei den Armen, in gleichmäßigen, starken Handbewegungen beidseitig der Wirbelsäule massiert (20). Die untere Lendenwirbelgegend und die dort liegenden Vitalpunkte müssen besonders sorgfältig behandelt werden. Dann wird je ein Bein leicht angewinkelt, damit die Fersengelenke und Fußsohlen kräftig massiert werden können. Dazu reibt man schnell und intensiv mit der flachen Hand über die Fußsohlen (21) und (22).
Der Patient legt sich nun auf seine rechte Seite. Nun werden das linke Schulterblatt, die Schulter sowie das Gesäß massiert (23).

Schließlich setzt sich der Patient wieder auf, die Beine ausgestreckt wie bei der ersten Stellung. Er wird gebeten, tief einzuatmen. Angefangen beim Hals und Nacken, gleitet der Therapeut mit der einen Hand vom Hals bis zur Nabelgegend, mit der anderen unterstützt er den kräftigen Druck von der Wirbelsäule her. Bei der maximalen Einatmungsstellung wird der größte Druck ausgeübt (24). Bei der maximalen Ausatmungsstellung sollte die Hand am Nabel ange-

kommen sein und weniger Druck ausüben (25). Nun kann der Therapeut noch einmal Schultern, Arme, Ellbogen und Hände kurz massieren.
Anschließend an die Massage werden Schwitzkuren oder ein warmes Bad empfohlen.

Massage mit den Füßen

Diese spezielle Massage wird heute nur noch an einigen wenigen Schulen der traditionellen Kampfkunst im südindischen Kerala gelehrt und dient dort vor allem der Kräftigung und dem Geschmeidigmachen des Körpers der Kämpfer. Einmal im Jahr wird das Kampftraining für einen ganzen Monat unterbrochen. In dieser Zeit werden täglich Massagen mit speziellen arzneilichen Ölen durchgeführt. Eine andere Art der *Padanghata* wurde früher auch in den Freudenhäusern von jungen, speziell trainierten Mädchen ausgeführt und half, bereits totgeglaubte Männer wieder zum Leben zu erwecken. In dieser Umgebung war sie als die *Malabarmalish* bekannt.

In der Ayurveda wird sie bei Koma sowie bei verschiedenen Geisteskrankheiten und anderen extremen *Vata*-Störungen verabreicht. Es gibt wohl keine andere Massage, die eine ähnlich starke Wirkung hat. Die Beine bieten einen weit größeren Aktionsradius als die Arme und der Druck kann auch viel kräftiger ausgeübt werden. Um das Gleichgewicht beibehalten zu können, muß an der Decke über dem Patienten ein Seil befestigt werden, an dem sich der Masseur festhalten kann (26). Der Patient wird zuerst reichlich mit ausgewählten arzneilichen Ölen eingesalbt. Dann muß er sich mit hochgestreckten Armen bäuchlings hinlegen,

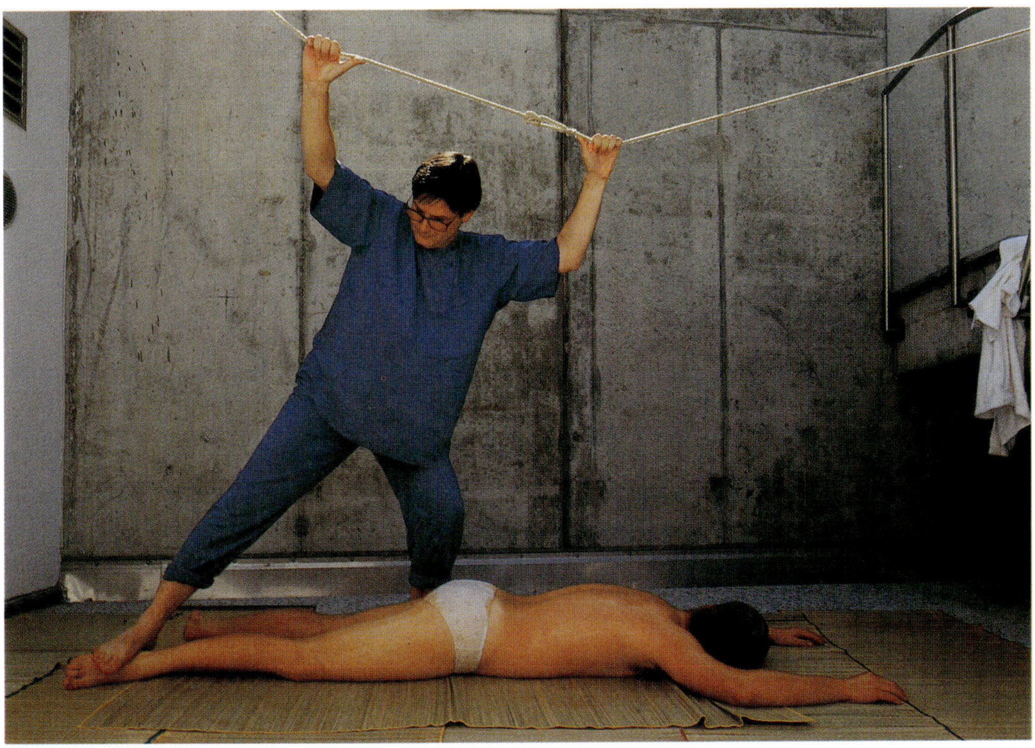
26

am besten auf eine Schilfmatte. Die Massage beginnt quer zu den unteren Lendenwirbeln und dem Kreuzbein, geht dann von dieser Region bis zu den Fingerspitzen und zurück sowie zu den Zehenspitzen und zurück. Dann kann auch direkt von den Fingern der rechten Hand, über die Schultern die Wirbelsäule hinab und vom Kreuzbein dann hinüber, den linken Oberschenkel hinunter bis zu den Zehen massiert werden. Das gleiche wird auf der anderen Seite wiederholt.

Um die Wirkung weiter zu verstärken, kann der Patient gebeten werden, bestimmte Yoga-Stellungen, wie zum Beispiel die Schlangenhaltung *(Bhujangasana)* einzunehmen. Dann kann er sich auf den Rücken drehen, dabei sind die Hände immer noch hochgestreckt. Die gleiche Prozedur beginnt nun auf der Vorderseite, wobei auf den Bauch weniger Druck ausgeübt werden darf, dafür aber auf Schultern, Arme und Oberschenkel. Am Ende muß sich der Massierte für mindestens zwei Stunden völlig ausruhen. Danach kann er ein warmes Bad und eine leichte Mahlzeit nehmen.
Der so Behandelte wird sich nach dieser Massage wie ein junger, von Energie förmlich strotzender Löwe oder wie eine Löwin fühlen. Für Spitzensportler, Menschen, die viel Sexualverkehr haben, und sehr aktive Berufstätige wäre eine regelmäßige ayurvedische Fußmassage sicherlich zu empfehlen. Leider ist sie auch in Indien sehr schwer zu bekommen. In Europa wird sie allein an der Ayurveda Clinic in Walzenhausen (Schweiz) angeboten.

Guß

Bei vielen *Vata*-Erkrankungen, bei Schwächezuständen und Knochenbrüchen kommt der Guß zur Anwendung. Er erleichtert die Schmerzen nach operativen Eingriffen, Verbrennungen, Wunden und Quetschungen. Die Flüssigkeiten können aus arzneilichen Ölen, Milch, Joghurt, Buttermilch, eingesottener Butter oder tierischen Fetten bestehen.
Da die zur Anwendung kommenden Substanzen meistens erhitzt werden oder ein Schwitzen im Patienten verursachen, gehört der Guß zur Gruppe der Schwitzkuren und wird dort ausführlich behandelt (siehe Seite 116 ff.).

Streichen

Eine sanfte, streichende Berührung entlang der Nervenbahnen stimuliert die Zirkulation in diesen und anderen Kanälen. Durch das ständige Tragen von schwerer Kleidung in unseren Breitengraden und die zunehmende unpersönliche und anonyme Atmosphäre in unserer Gesellschaft, wodurch es zur Isolierung ganzer Bevölkerungsschichten kommt, insbesondere der alten Menschen, fehlen unzählige Streicheleinheiten. Dieser Mangel führt zu einer Vielzahl von Erkrankungen. Deshalb sollte das Streichen in jede Massage eingebaut werden und zwar am Ende der Positionen 2 bis 5. Wenn der Patient auf dem Rücken liegt, wird mit einer oder beiden Händen eine sanfte konstante Streichbewegung von der rechten Hand aus über die Schultern, das Brustbein hinunter, beim Bauchnabel auf die andere Seite hinüber, das linke Bein hinunter bis zu den Fußsohlen und Zehenspitzen ausgeführt. Dann werden die Seiten gewechselt und der Ablauf wird gleich viele Male auf der Gegenseite ausgeführt. In der seitlichen Lage wird von den Ohren bis zu den Zehen seitlich entlang des Körpers gestrichen (27).
In der Bauchlage geht der Vorgang ähnlich vor sich: Hier werden, sobald die Lendenwirbelgegend erreicht ist, die Seiten gewechselt (28) (29) (30).

27

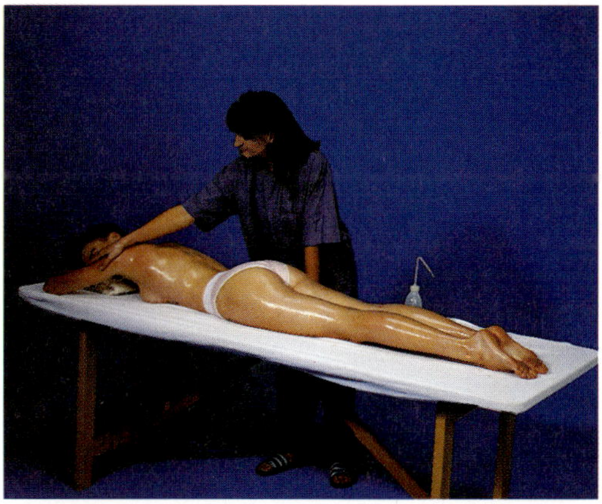

28

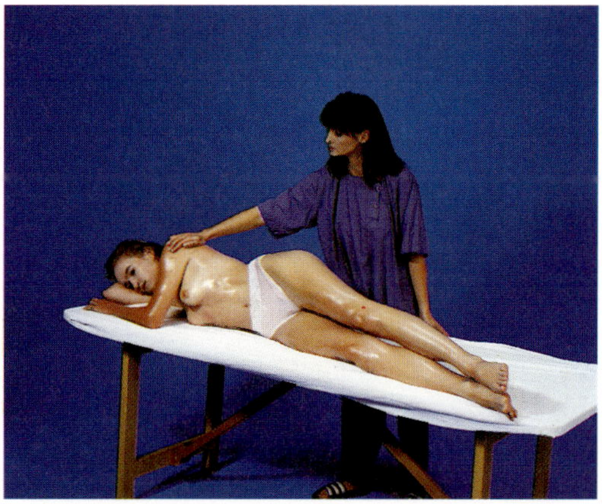

29

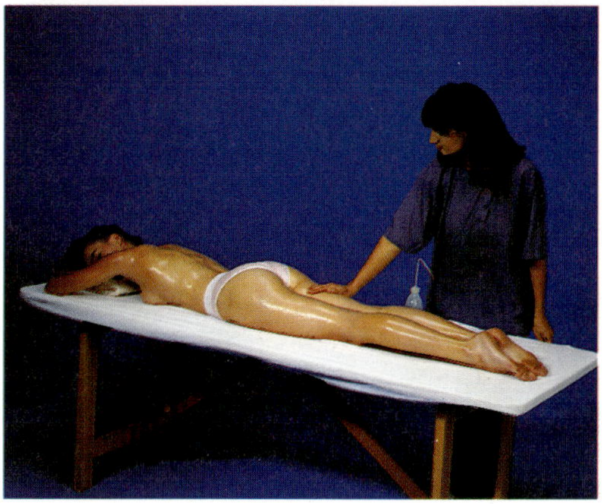

30

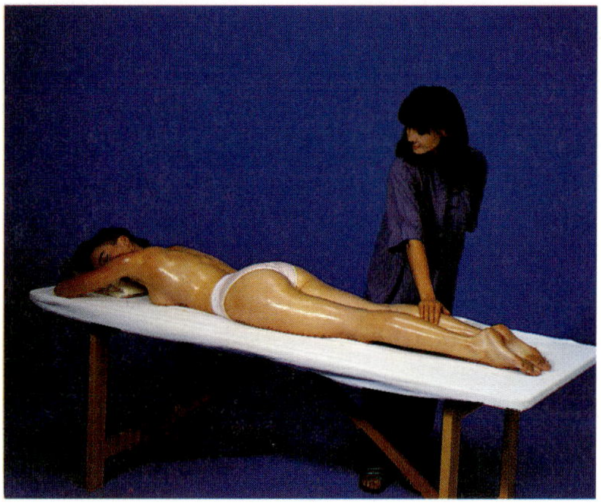

Gurgeln

Beim ayurvedischen Gurgeln wird der Mund vollständig mit öligen Substanzen angefüllt. Dabei sollen die Flüssigkeiten so lange einbehalten werden, bis sich die gestörten Bioenergien in der Wangenregion ansammeln. Das zeigt sich durch Tränen der Augen und Nasenlaufen. Dann wechselt man den Mundinhalt und wiederholt die Prozedur. Falls diese Symptome nicht auftreten, sollte man eine andere Kombination von Heilsubstanzen ausprobieren. Der Patient muß sich gerade hinsetzen und konzentrieren.

➪ Generelle Indikation für das Gurgeln sind Erkrankungen des Halses, des Kopfes, der Nase, der Ohren und der Augen. Weitere Indikationen sind Kariesbefall, Zahnschmerzen, Zahnfleischschwund, Nackenschmerzen, Kopf schmerzen, Schnupfen, Appetitlosigkeit.

Folgende Heilsubstanzen werden zum Gurgeln verwendet:

☐ Sesamöl oder eingesottene Butter, die mit süßen, sauren und salzigen Substanzen (Heilkräutern und Mineralien) zubereitet wurden, beseitigen *Vata*-Störungen und werden als *Snigda Gandusha* bezeichnet.

☐ Eingesottene Butter mit bitteren, herben und süßen Substanzen besänftigt *Pitta* und heißt *Samshamana Gandusha.*

☐ Eingesottene Butter mit bitteren, scharfen, sauren und salzigen Substanzen beseitigt *Kapha*-Störungen und heißt *Samshodana Gandusha.*

☐ Eingesottene Butter mit herben und bitteren Substanzen heilt Geschwüre und heißt *Ropana Gandusha.*

An folgenden Reaktionen des Patienten läßt sich erkennen, ob die Anwendung erfolgreich, ungenügend oder übermäßig war:

☐ Symptome für eine erfolgreiche Anwendung sind Besserung der Erkrankung, ein Gefühl der Leichtigkeit und Reinheit im Mund sowie eine verstärkte Sinneswahrnehmung.

☐ Symptome für eine ungenügende Anwendung sind übermäßige Speichelabsonderung, Mattigkeit und Geschmacksstörungen.

☐ Symptome für eine übermäßige Anwendung sind Durst, Appetitlosigkeit, ein trockener Mund, Müdigkeit und Entzündungen in der Mundhöhle.

Kopfbehandlung

Als Kopfbehandlung wird bezeichnet, wenn ölhaltige Substanzen für eine bestimmte Zeitdauer auf den Kopf einwirken. Man unterscheidet vier Behandlungsformen:

1. ***Shiroabhyanga*** ist die Einsalbung des Kopfes. Medizinische Öle wie *Nilbringadi, Kshirabala, Anu, Triphaladi Thaila* und *Eladi Coco Oil* eignen sich ausgezeichnet.

➩ Indikationen sind Haarausfall, frühes Ergrauen der Haare, spärlicher, dünner Haarwuchs, Fältchenbildung, Nervosität und verschiedene Augenleiden.

2. ***Shirasheka*** oder ***Shirodhara*** ist das Gießen von *Vata*-reduzierenden Ölen oder ähnlichen Substanzen auf den Kopf. Dazu wird ein einfaches Instrument benötigt *(Dhara Patra)*, das man selbst leicht bauen kann: Man besorge sich zwei tönerne Blumentöpfe von unterschiedlicher Größe und etwas Topflappengarn. Der größere Topf soll 2 Liter Inhalt haben, der kleine 150 bis 200 Milliliter. Mit einer Zange perforiert man den Rand des kleinen Topfes. Aus dem Topflappengarn stellt man einen Docht von der Dicke des kleinen Fingers und etwa 30 cm Länge her. Nun zieht man diesen Docht durch die Bodenöffnung des großen Topfes sowie durch die des kleinen Topfes, der umgestülpt auf dem Boden des großen ruht, und macht einen Knoten. Der Docht ragt etwa 15 cm aus der Öffnung hervor. Dieses »klinische Gerät« kostet wenig, ist aber sehr nützlich und effektiv.

Nun wird dieses Gerät an die Decke oder an einen Stützarm über den Patienten gehängt und mit ausgewählten arzneilichen Ölen gefüllt. Bei *Vata*-Indikationen sind die Öle leicht erwärmt und bei *Pitta*-Indikationen kühl. Der Abstand vom Dochtende zur Stirn des Patienten soll genau vier Fingerbreit (8 cm) betragen. Der aus dem Gefäß fließende Ölstrahl soll etwa so dick sein wie der kleine Finger des Patienten. Der Patient muß auf einem Tisch mit Abflußrinnen und Auffangbehälter liegen *(Thaila Droni)*. Seine Augen können mit einer Binde vor dem Öl geschützt werden. Der Ölstrahl muß eine regelmäßige elliptische Bahn auf der Stirn beschreiben (31).

Die Behandlung beginnt am ersten Tag mit 30 Minuten. Dann wird täglich um fünf Minuten verlängert und anschließend täglich um fünf Minuten verringert, bis man wieder bei 30 Minuten angelangt ist. Normalerweise wird das Kopfgießen alleine durchgeführt. Es kann aber auch zusammen mit dem Guß auf den ganzen Körper erfolgen, wobei sich der Patient nicht umdrehen kann. Die Behandlung muß frühmorgens zwischen 7 und 10 Uhr auf nüchternen Magen stattfinden.

➪ Indikationen sind chronische *Vata*-Störungen wie Migräne, Psychose, Lähmungen, Apoplexie (Schlaganfall), Geisteskrankheiten und Schlafstörungen. In diesem Fall kann eine Milchabkochung von Wurzeln der Sida Cordifolia verwendet werden. Bei *Pitta*-Störungen wie Jucken und Hautbrennen wird Buttermilch benutzt und bei *Kapha*-Störungen wie Polypen ein Absud von *Kapha*-reduzierenden Substanzen.

➪ Kontraindikationen sind Diabetes.

3. *Picu* nennt man die Behandlungsmethode, bei der ein Stück ölgetränkte Gaze auf den Kopf gelegt wird.

➪ Indikationen sind Alopezie (krankhafter Haarausfall), Risse in der Kopfhaut, Entzündungen und verschiedene Augenerkrankungen.

4. *Shirovasti* bedeutet wörtlich »Kopfeinlauf«. Da die Schädeldecke keine natürlichen Öffnungen hat, setzt man dem Patienten zu diesem Zweck eine Lederkappe auf (siehe Grafiken Seite 112/113). Mit etwas Gaze und aus (Urid)-Mehl

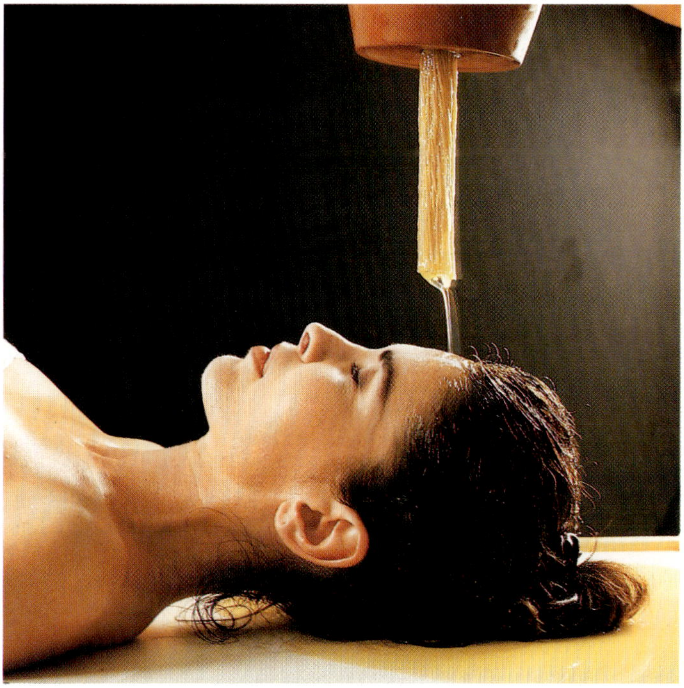

31

gedrehten fingerdicken Würsten wird sie gut abgedichtet und mit medizinischen Ölen, die der Arzt von Fall zu Fall auswählt, zwei Finger tief angefüllt. Die Temperatur des Öls muß erhalten bleiben. Zu diesem Zweck tauscht man es mit einem Schwamm aus. Der Patient sollte bereits eine seinen Beschwerden entsprechende Reinigungskur hinter sich haben und wenn möglich seine Haare abrasieren.

Diese Behandlung wird an sieben aufeinanderfolgenden Tagen am besten um 4 Uhr nachmittags vorgenommen, wobei das Öl im Falle einer *Vata*-Störung 53 Minuten, bei *Pitta*-Störungen 42 Minuten, bei *Kapha*-Störungen 32 Minuten und bei Gesunden 6 Minuten einwirken soll. Wenn die Nase des Patienten läuft, ist dies ein Zeichen einer erfolgreichen Anwendung, die dann auch unterbrochen werden kann. Nachdem alles Öl aus der Vorrichtung mit Hilfe eines Schwammes oder Gazetüchern entfernt wurde, kann sie vorsichtig vom Kopf genommen werden. Nun sollten der Hals, Rücken und Kopf des Patienten sanft massiert werden. Anschließend kann er ein warmes Bad nehmen.

➪ Indikationen sind Schmerzunempfindlichkeit, Lähmung des Gesichtsnerves, Schlafstörungen und

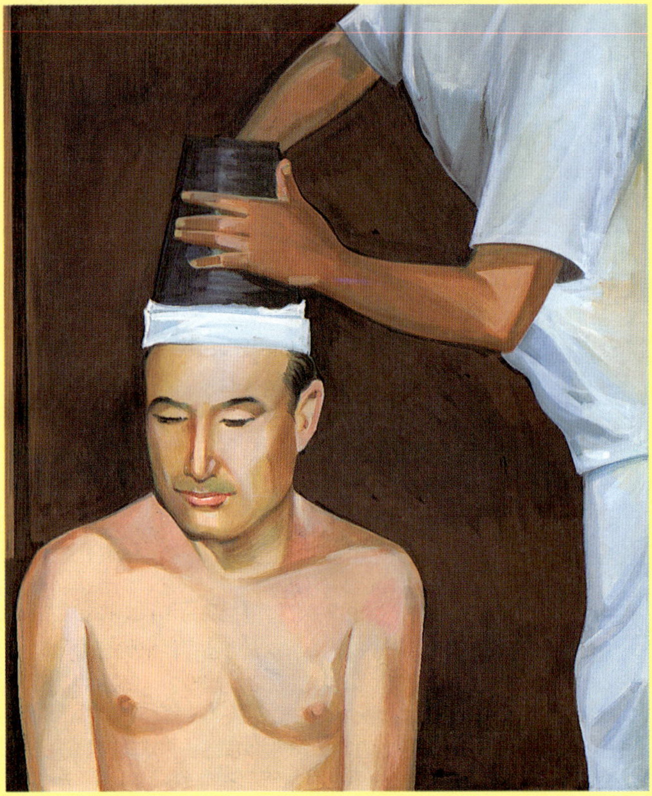

Äußere Reinigung: Kopfeinlauf (Shirovasti).

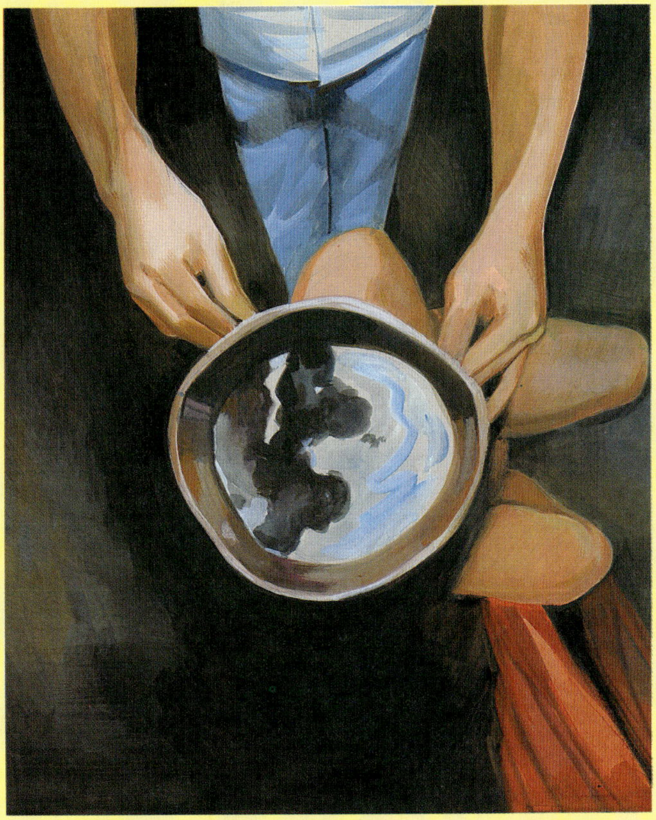

Kopfeinlauf – Ansicht von oben.

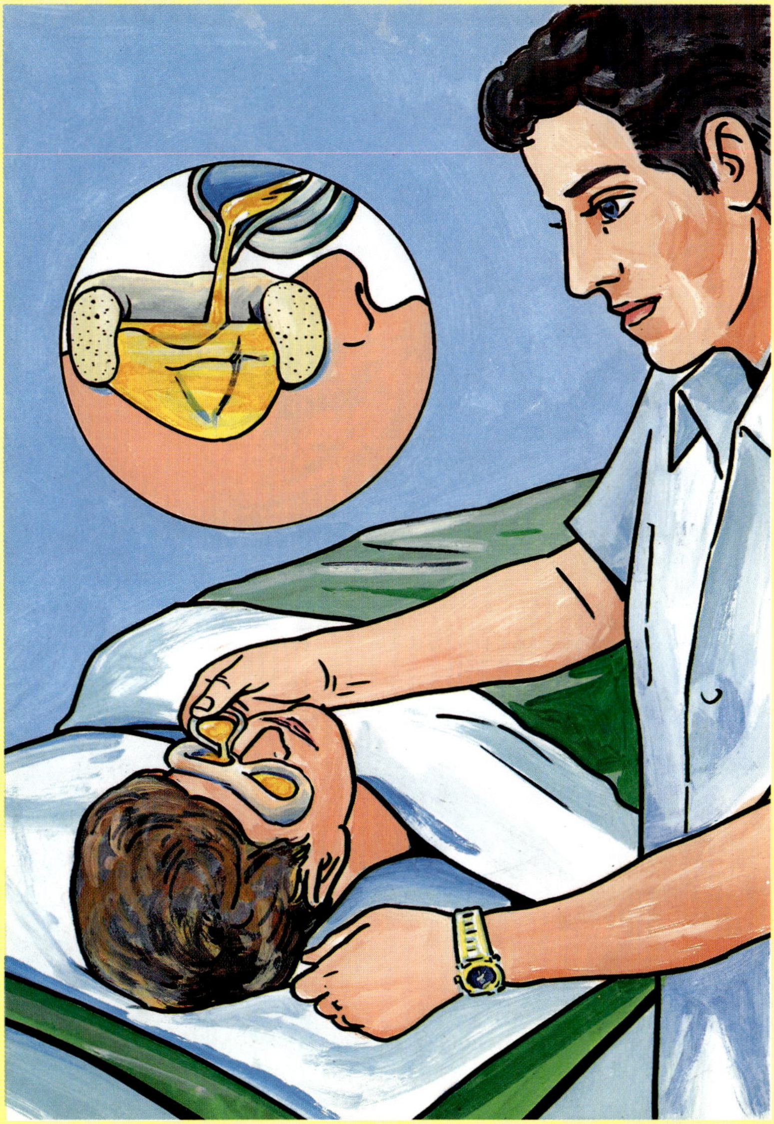

Äußere Reinigung: Augenbehandlung mit eingesottener Butter.

verschiedene andere Kopferkrankungen.

➩ Kontraindikation wie bei Einsalbung.

Augenbehandlung

Sie kann präventiv oder auch bei sehr vielen Augenerkrankungen angewendet werden. Der Patient sollte bereits eine seiner Störung entsprechende Reinigungskur hinter sich haben. Dann legt er sich auf einen flachen Tisch. Nun wird mit Mehlteig ein kleiner, 4 cm hoher Damm um die geschlossenen Augen geformt (siehe nebenstehende Grafik). Dann wird vorsichtig flüssige eingesottene Butter in die beiden kleinen Vertiefungen gegossen, bis die Augenlider vollständig bedeckt sind. Nachdem die Flüssigkeit eingefüllt ist, kann der Patient die Augen öffnen. Die Temperatur der Butter sollte leicht über der Körpertemperatur des Patienten liegen. Bei gesunden Personen und solchen mit *Pitta*-Störungen bleibt die Butter 200 Sekunden auf den Augen, bei *Vata*-Störungen 333 Sekunden und bei *Kapha*-Störungen 166 Sekunden. Nach der Behandlung sollte sich der Patient keiner starken Lichtquelle aussetzen.
In bestimmten Fällen werden statt eingesottener Butter auch Milch und tierische Fette verwendet.

➩ Indikationen sind Glaukom, Schielen, Augenverletzungen, Trachom (Körnerkrankheit), Konjunktivitis (Augenbindehautentzündung), Hornhautgeschwür, Nachtblindheit.

Nasenbehandlung

Diese Methode wird anschließend unter den inneren Reinigungskuren als Nasenschleimhaut-Therapie beschrieben (s. Seite 125).

Ohrenfüllen

Diese Methode kann zum Schutz der Ohren täglich ausgeführt werden. Sie schützt vor Ohren-, Nacken- und Kopfschmerzen. Im Rahmen der Massage werden in jedem Fall die Ohren mit medizinischen Ölen gefüllt (32).

Kopfpaste

Die Anwendung von ölhaltigen Pasten auf dem Kopf gehört genaugenommen zum medizinischen Pflaster (siehe Seite 100) und wird wie diese ausgeführt. Hier handelt es sich aber speziell um Anwendungen zur Behandlung von Gehirnerkrankungen, wozu geeignete Heilpflanzen und Mineralien verwendet werden.

Bad

Wer es sich leisten kann, der mag auch eine ganze Wanne mit arzneilichen Ölen füllen und sich hineinsetzen. Ein solches Bad erhöht die Kraft und Vitalität

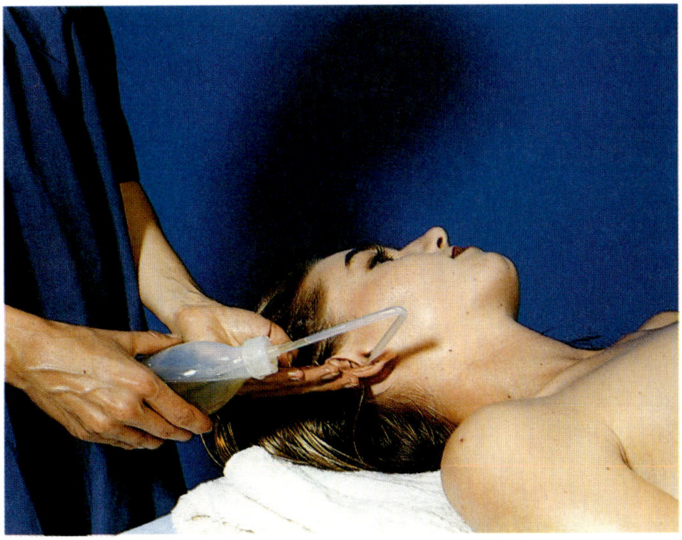

32

33

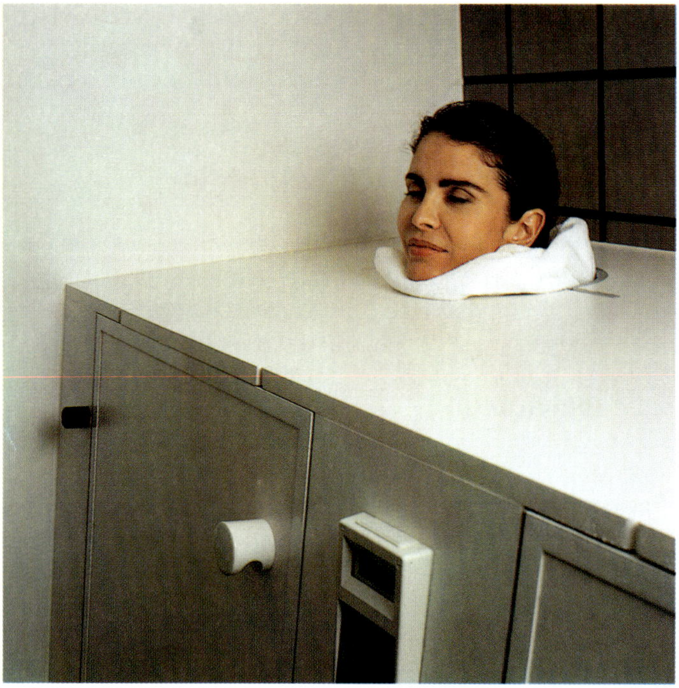

des Körpers, wird aber für Menschen mit *Kapha*-Konstitution oder -Störungen nicht empfohlen.

Schwitzkur
Swedakarma

Wie wir bereits im Kapitel 2 erfahren haben, gilt Schweiß *(Sweda)* als ein Abfallprodukt des Körpers. Wenn dieses Abfallprodukt nicht vollständig aus dem Körper eliminiert wird, führt dies zu verschiedenen Erkrankungen. Deshalb kann auch die Schwitzkur, wie zuvor die Ölkur, nicht nur als Vorbehandlung, sondern auch als separate Behandlung eingesetzt werden. Nach einer Ölkur sollte immer eine Schwitzkur folgen (33). Sie reguliert die Ausscheidung nicht nur des Schweißes, sondern auch die der anderen körperlichen Abfallprodukte wie Urin, Stuhl etc. Schwitzkuren gelten als die beste Therapie, um *Vata* und *Kapha* zu reduzieren.

➪ Kontraindikationen sind Gelbsucht, Diabetes, Erbrechen, Verbrennungen, Vergiftungen und Durchfall. Zeichen einer übermäßigen Anwendung sind Muskelzittern, Trismus (Kaumuskelkrampf), das Gefühl, jemand umklammere das Herz, und Dunkelfärbung der Haut. Bei Symptomen dieser Art muß die Behandlung sofort abgebrochen werden. Solche Erfahrungswerte können nicht der Literatur entnommen werden, vielmehr lassen sie sich nur von einer Person mit langjähriger Praxis vermitteln.

Grundsätzlich kann die Schwitzkur in zwei Gruppen eingeteilt werden: Zur ersten Gruppe wird das Schwitzen gerechnet, welches mittels Feuer *(Agni)* durchgeführt wird. Zu der zweiten Gruppe gehört das Schwitzen durch körperliche Aktivität, Sonnenbad, Tragen von warmer Kleidung, Hunger etc. Weiter wird unterschieden, ob nur ein Teil oder der ganze Körper einer Therapie unterworfen wird und ob mit trockener oder feuchter Hitze gearbeitet wird. CARAKA erwähnt dreizehn verschiedene Methoden *(»Caraka-Samhita«, Sutra Sthanam 14.39)*, wobei auch Konstruktionen wie Dampfapparate und Saunas, das Erhitzen von Steinplatten, Erhitzen durch Fermentation etc. beschrieben werden.
Für therapeutische Zwecke besonders gut geeignet ist die Anwendung von Kräuterdämpfen, lokal oder am ganzen Körper, die er als *Nadisweda* bezeichnet. Dazu werden Heilkräuter mit *Vata-*, *Pitta-* oder *Kapha*-reduzierender Wirkung verwendet.

Die Fachleute aus Kerala unterscheiden vier Gruppen (*Thapam, Upanaha, Ushma* und *Drava*), welche anschließend im einzelnen beschrieben werden:

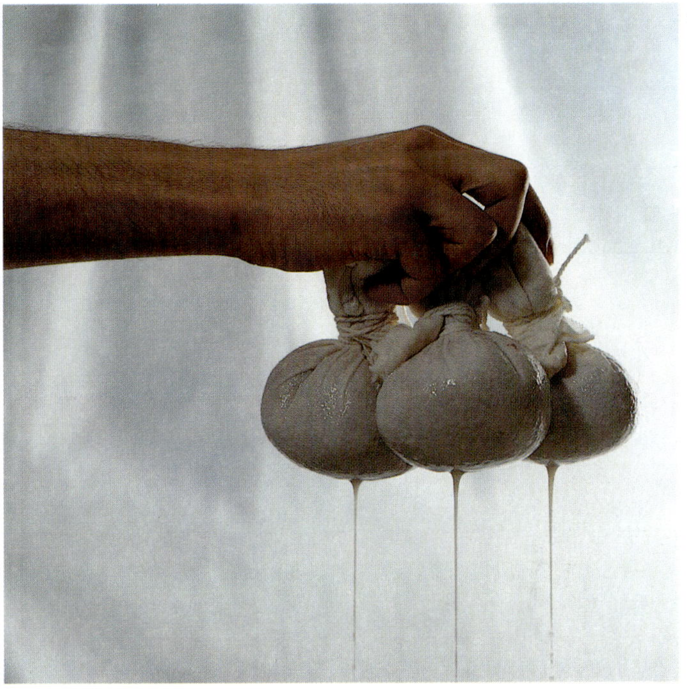
34

Thapasweda

Diese Methode besteht aus dem direkten Erhitzen von bestimmten Gegenständen wie Gaze, Tücher, Decken und so weiter und deren lokale Applikation am Körper des Patienten. Diese Behandlung kommt vor allem bei der Nasenschleimhaut-Therapie zur Anwendung. Darunter fällt auch das Zudecken des Patienten mit einer warmen Decke.

Upanahasweda

Hier handelt es sich um warme Breiumschläge, die aus arzneilichen Substanzen und geeigneten Flüssigkeiten wie Kokosfett oder Milch hergestellt werden. Sie werden lokal auf die geschwollene oder schmerzende Stelle aufgetragen, sobald ihre Wärme toleriert werden kann. Die Dauer der Applikation bestimmt der erfahrene Arzt. Anwendung findet diese Methode vor allem bei Rheuma.

Ushmasweda

Bei dieser Methode werden trockene oder feuchte Substanzen wie bestimmte Hülsenfrüchte- und Reisarten, Sand, Salz oder Kuhdung erwärmt, in Gazetaschen gefüllt und lokal angewendet. Zu dieser Form der Behandlung gehört eine der wichtigsten traditionellen Therapien von chronischen *Vata*-Störungen, die **Reismassage** (*Pindasweda* oder *Navarakizi*). Sie geht folgendermaßen vor sich:

500 Gramm Wurzeln der Sida Cordifolia *(Bala)* werden in 10 Liter Wasser so lange gekocht, bis nur noch 2 1/2 Liter übrigbleiben (4:1). Das Dekokt wird gefiltert und die Hälfte davon mit der gleichen Menge Kuhmilch vermischt. In diese Flüssigkeit werden 300 Gramm Navara-Reis gekocht. (Navara ist eine speziell für medizinische Zwecke angebaute Reisart mit der Eigenschaft, die Geweberegeneration zu stimulieren.) Inzwischen wird der Patient mit ausgewählten arzneilichen Ölen eingesalbt.

Nun wird die andere Hälfte des Absuds mit der gleichen Menge Milch erhitzt. Der gekochte Reis wird in vier oder acht Gazetaschen verteilt und in der Abkochung erhitzt. Idealerweise vier, jedoch minimum zwei Therapeuten massieren den Patienten sanft mit den mit Reis gefüllten Taschen (34). Dabei dringt die geleeartige Reismasse durch die Gaze und wird in den Körper des Patienten einmassiert.
Die Bewegungen verlaufen immer abwärts vom Hals in

Richtung Füße. Die Hälfte der Taschen bleibt in der heißen Flüssigkeit, die anderen Reistaschen sind in Gebrauch. Mit der linken Handfläche fühlt man, ob die Taschen nicht zu heiß sind. Sobald sie durch die Massage abgekühlt sind, müssen sie durch warme ersetzt werden. Einerseits ist darauf zu achten, daß der Patient nicht verbrannt wird, andererseits muß so warm wie möglich massiert werden.

Die Positionen des Patienten sind wie folgt:

- ☐ Auf dem Rücken liegend,
- ☐ auf der rechten Seite liegend,
- ☐ auf dem Bauch liegend,
- ☐ auf der linken Seite liegend,
- ☐ auf dem Rücken liegend,
- ☐ aufrecht sitzend.

Die Dauer der Behandlung reicht von 30 bis 45 Minuten. Wenn mehrere Tage hintereinander massiert wird, sollten die Therapeuten die Positionen wechseln, damit eine einseitige Behandlung vermieden wird. Zum Schluß werden die Taschen geöffnet und der verbliebene Inhalt direkt auf den Körper aufgetragen. Nach fünf Minuten soll der Patient ein Bad nehmen.

Dravasweda

Wenn verschiedene Flüssigkeiten wie Milch, Absude aus Heilkräutern und arzneiliche Öle über den Körper des Patienten gegossen werden, nennt man dies *Dravasweda.* Die bekanntesten Anwendungen werden nachfolgend beschrieben:

***Snehadhara (Pizichil** oder **Kayaseka)**, d. h. das Gießen von warmen medizinischen Ölen oder anderen Substanzen auf den Körper des Patienten, kann bei Gesunden und Kranken gleichermaßen angewendet werden: Der Patient wird zuerst mit arzneilichen Ölen eingesalbt (35). Die Augen schützt ein Stirnband oder eine Augenbinde. 4 Liter medizinisches Öl werden sanft auf 40° Celsius erhitzt.
Vier oder mindestens zwei Therapeuten tauchen

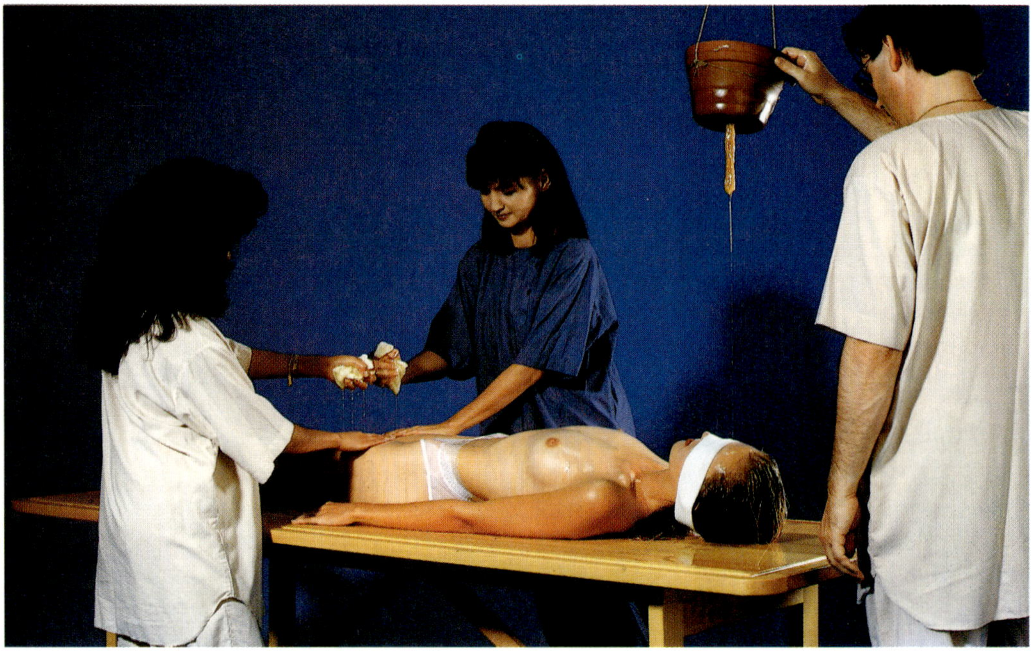

35

Gazetücher in die Flüssigkeit und gießen diese von einer Höhe von 12 Querfingern (24 cm) über dem Körper des Patienten auf dessen Körper. Der Strahl sollte kontinuierlich und etwa fingerdick sein. Der Daumen ist nach unten gerichtet und soll bewirken, daß nur ein Strahl von der Hand läuft (36). Gegossen wird immer von oben nach unten, d. h. vom Kopf in Richtung Füße (37). Gleichzeitig wird der Körper mit der freien Hand leicht massiert (38).
Die Behandlungspositionen sind:

- ☐ Auf dem Rücken liegend,
- ☐ auf der rechten Seite liegend,
- ☐ auf dem Bauch liegend,
- ☐ auf der linken Seite liegend,
- ☐ auf dem Rücken liegend,
- ☐ aufrecht sitzend mit ausgestreckten Beinen.

Die Behandlungszeit ist gleichmäßig auf diese Positionen zu verteilen. Wenn sich im Gesicht des Patienten Schweiß bildet, so sollte dieser vom Therapeuten mit einem Handtuch weggewischt werden. Die Behandlungszeit kann bei 30 Minuten beginnen und um täglich 5 bis 8 Minuten gesteigert werden. Dann wird sie reduziert, bis die Ausgangszeit von 30 Minu-

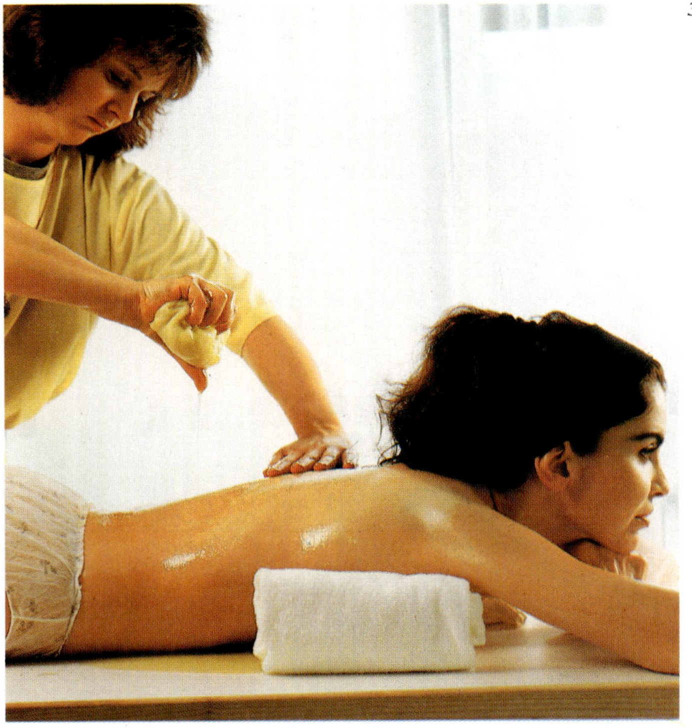

36

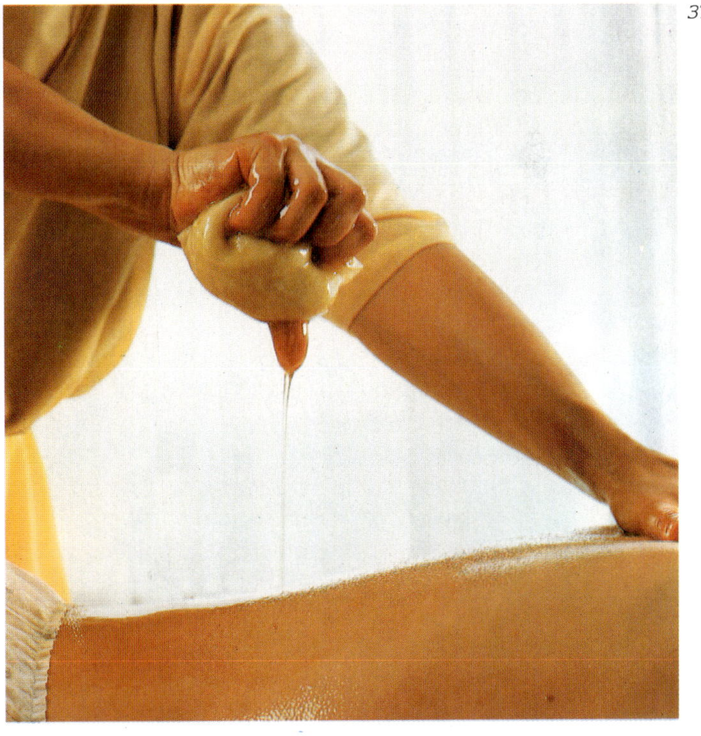

37

38

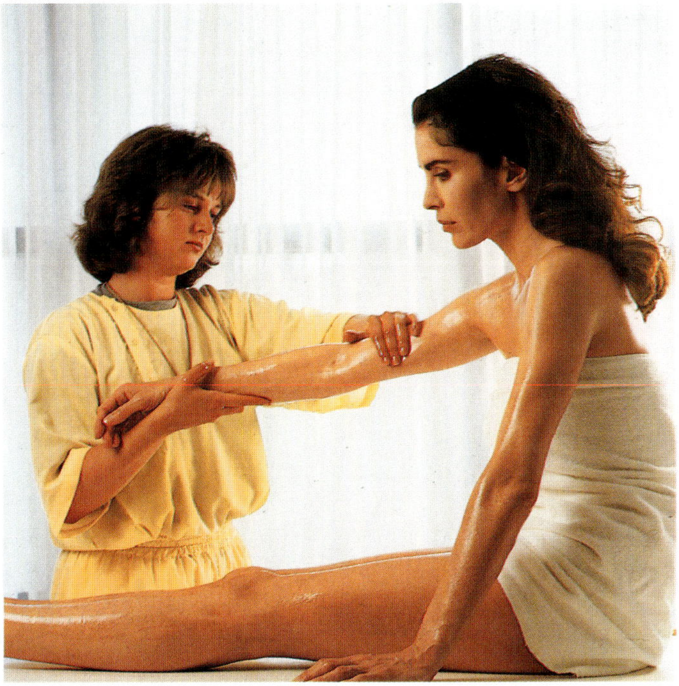

ten wieder erreicht ist. Anschließend an die Behandlung wird das Öl mit einem Handtuch abgewischt. Nach einer kurzen Pause wird der Patient mit frischem Öl eingesalbt. Dann wird *Rasnadi*-Pulver auf den Kopf gegeben, ein trockenes Handtuch um Kopf und Ohren gewickelt und der Patient ins Bad begleitet, wo das Öl abgewaschen wird. Anschließend wird ihm ein heißer Tee mit Ingwer und Koreander serviert. Wenn er Hunger hat, kann er die vorgeschriebene Diät zu sich nehmen. Anschließend soll er sich in einer ruhigen Atmosphäre entspannen können.

➪ Indikationen sind alle Arten von Nervenkrankheiten, nach Knochenbrüchen, Hemiplegie (Lähmungen einer Körperseite), Paralyse, psychosomatische und rheumatische Erkrankungen oder auch als Verjüngungskur.

➪ Kontraindikation ist Diabetes.

Bei ***Avaghaha Sweda*** wird eine Wanne mit Wasser, in dem *Vata*-beruhigende Heilsubstanzen gekocht wurden, mit warmen Ölen oder nur mit heißem Wasser angefüllt. Der Patient setzt sich bis zur Brust in die heiße Flüssigkeit, nachdem er sich mit arzneilichen Ölen eingesalbt hat. Für eine gleichbleibende Temperatur sollte gesorgt werden. Schweißperlen im Gesicht zeigen die erfolgreiche Behandlung an.

➪ Indikationen sind Hernien, Hämorrhoiden, chronische Verstopfung und Bauchschmerzen.

Kadivasti ist eine Spezialbehandlung bei Erosion der Bandscheiben in der Lendenwirbelsäule und bei Hüftschmerzen. Am Vortag wird dem Patienten ein leichtes Abführmittel verabreicht, da er während dieser Behandlung für längere Zeit auf dem Bauch liegen muß. Da dies eine ähnliche Behandlung wie *Shirovasti* ist, gelten die gleichen Regeln: Wenn der Patient eingesalbt ist und auf dem Bauch liegt, wird mit Teig ein kreisförmiger Damm in der Lendenwirbelgegend errichtet, in den warmes arzneiliches Öl gegeben wird. Die Temperatur muß konstant gehalten werden, indem man das erkaltete Öl gegen warmes auswechselt.

10
Innere Reinigung
Antha-Shodana

Die innere Reinigung besteht aus der Ursachenbeseitigung des Ungleichgewichts der Bioenergien mittels einer normalisierenden Reinigung der physischen Konstitution *(Samshodana)* und dem Besänftigen der Bioenergien durch medikamentöse Therapien, Spezialdiäten und lebenskundliche Maßnahmen *(Samshamana).*

Panchakarma

Die *Panchakarma*-Therapie ist die populärste *Samshodana*-Methode und nimmt in der klassischen Literatur von CARAKA, SUSURUTA, VAGBHATA und anderen Autoren einen bedeutenden Platz ein. Bis vor wenigen Jahrzehnten wurde *Panchakarma* nur noch in Südindien praktiziert und wäre beinahe in Vergessenheit geraten, wenn nicht enorme Erfolge und Fortschritte die Aufmerksamkeit der gesamten Ärzteschaft auf diese Therapieform gelenkt hätten. Inzwischen hat sie sich an allen medizinischen Universitäten Indiens ihren Platz zurückerobert und findet heute internationale Anerkennung. *Panchakarma* wird auch als unabhängiges therapeutisches System angesehen, denn sie beinhaltet Maßnahmen wie Aderlaß *(Rakta Moksha),* die eigentlich zur Chirurgie gezählt werden, sowie Schwitz- und Ölkuren, die zur äußeren Reinigung gehören.

SUSRUTA unterteilt *Samshodanakarma* in drei Gruppen:

1. Vorbehandlung
(Purvakarma)
Sie dient dazu, den Patienten auf die anschließende Hauptbehandlung vorzubereiten, denn jede Art der physiologischen Reinigung verlangt Kraft und Energie seitens des Patienten. Ziel dieser Behandlung ist auch, die toxischen Substanzen, die sich irgendwo im Körper festgesetzt haben, wieder in Bewegung zu versetzen und an einen Ort zu transportieren, von wo sie mittels der anschließenden Reinigung über die natürlichen Körperöffnungen ausgeschieden werden können. Die Vorbehandlung wird in drei Gruppen zusammengefaßt: Förderung der Verdauung, Ölkur und Schwitzkur.

2. Hauptbehandlung
(Pradhanakarma)
Sie besteht aus fünf verschiedenen Reinigungskuren, welche die gestörten Bioenergien, angesammelte Toxine und Abfallprodukte aus dem Körper ausscheiden: Emesis (Erbrechen), Purgation (durch Abführmittel herbeigeführte Darmentleerung), Nasenschleimhaut-Therapie, Einlaufkur und Aderlaß. Der Name *Panchakarma* (= 5 Operationen) rührt von diesen fünf Therapien her.

3. Nachbehandlung
(Pashatkarma)
Entsprechend dem Behandlungsziel oder der Reaktion des Patienten auf die Hauptbehandlung erfolgen unterschiedliche Nachbehandlungen. Diese sind Anpassung der Diät, verjüngende und aufbauende Maßnahmen sowie eine beruhigende Therapie.

In diesem Abschnitt wollen wir uns mit den fünf Hauptmethoden von *Panchakarma* befassen. Die Vorbehandlung (d. h. die äußerliche Reinigung) ist zum Teil im letzten Kapitel behandelt worden. Die Einnahme von ölhaltigen Substanzen sowie die Therapien der Nachbehandlung werden in der Rubrik *Samshamana* (siehe Seite 131) angesprochen.

Emesis
Vamana

Der Begriff Emesis oder Erbrechen steht in der Ayurveda auch für die biochemischen und biophysischen Vorgänge, die während und nach dem Erbrechen im Körper stattfinden. Alle Autoren preisen die Emesis als die effektivste Methode, um die Bioenergie *Kapha,* allein oder in Kombination mit den anderen, zu normalisieren. In der »*Astanga-Hridaya*« sind zweiundzwanzig Medikamente beschrieben, welche die Emesis einleiten können. Unter ihnen muß der erfahrene Arzt die für seinen Patienten am besten geeigneten auswählen, zum Beispiel Randia Dumetorum, Glycyrrhia Glabra, Azadirachta Indica, Lagenaria Siceraria, Embelia Ribes, Salix Detrasperma, Plumbago Zeylanica, Elettaria Cardamomum, Brassica Campestris oder Acorus Calamus.

Falls nur die Bioenergie *Kapha* gestört ist, werden Pflanzen mit herben, scharfen und erhitzenden Qualitäten verwendet, bei *Kapha*- und *Pitta*-Störungen mit süßen und kühlenden, und bei *Kapha*- und *Vata*-Störungen mit süßen, erwärmenden und schleimigen Qualitäten.

Nach einer Öl- und Schwitzkur darf sich der Patient einen Tag ausruhen. Am Abend vor der Emesis soll er reichliche *Kapha*-produzierende Nahrung zu sich nehmen. Am Morgen der Behandlung muß so lange gewartet werden, bis der Patient hungrig ist, denn Hunger bedeutet, daß die vorangegangene Mahlzeit verdaut ist. Wenn dies der Fall ist, erhält er eine Einsalbung mit anschließendem heißen Bad. Eine Stunde danach soll er auf einem Schemel Platz nehmen. Dann wird der Magen beinahe vollständig mit einer der folgenden Flüssigkeiten gefüllt:

1. Mit Wasser verdünnter Milch mit ein wenig Kaliumchlorid oder Zucker.
2. Mit Wasser verdünnter Milch, in der etwas Reismehl gekocht wurde.
3. Mit Zuckerwasser oder frischem Zuckerrohrsaft.
4. Mit dünner Suppe.
5. Mit Wasser und etwas eingesottener Butter.

Dann werden Medikamente verabreicht, die das Erbrechen auslösen sollen (z. B. 30 g Randia Dumetorum, 15 g Acorus Calamus, 15 g Honig und 15 Steinsalz zusammen mit 300 ml heißem Wasser). Nach 1 1/2 bis 2 Stunden sollten Symptome wie Prespiration, Speichelabsonderung und Sodbrennen erscheinen. Dann kann ein Finger in den Rachen gesteckt und erbrochen werden. Man sollte nicht versuchen, das Erbrechen künstlich auszulösen, bevor diese Symptome auftreten. Ist der Brechreiz spürbar, sollte dieser auf keinen Fall unterdrückt werden. In den Intervallen soll der Patient weiter mit Wasser verdünnte und gekochte Milch trinken. Der Therapeut soll hinter dem Patienten stehen, wenn dieser erbricht, und ihm Rücken, Seiten, Nabelregion und Stirn reiben.

Falls gelbliche Flüssigkeit oder kleine Stücke Schleim im Erbrochenen erscheinen, muß die Emesis abgebrochen werden. Gegenmaßnahmen müssen sofort ergriffen werden, wenn regenbogenfarbene Linien oder Blut auf dem Erbrochenen auftreten. Wenn man in den Intervallen keine warme Milch mehr gibt, wird das Erbrechen automatisch aufhören. Verspürt der Patient Schmer-

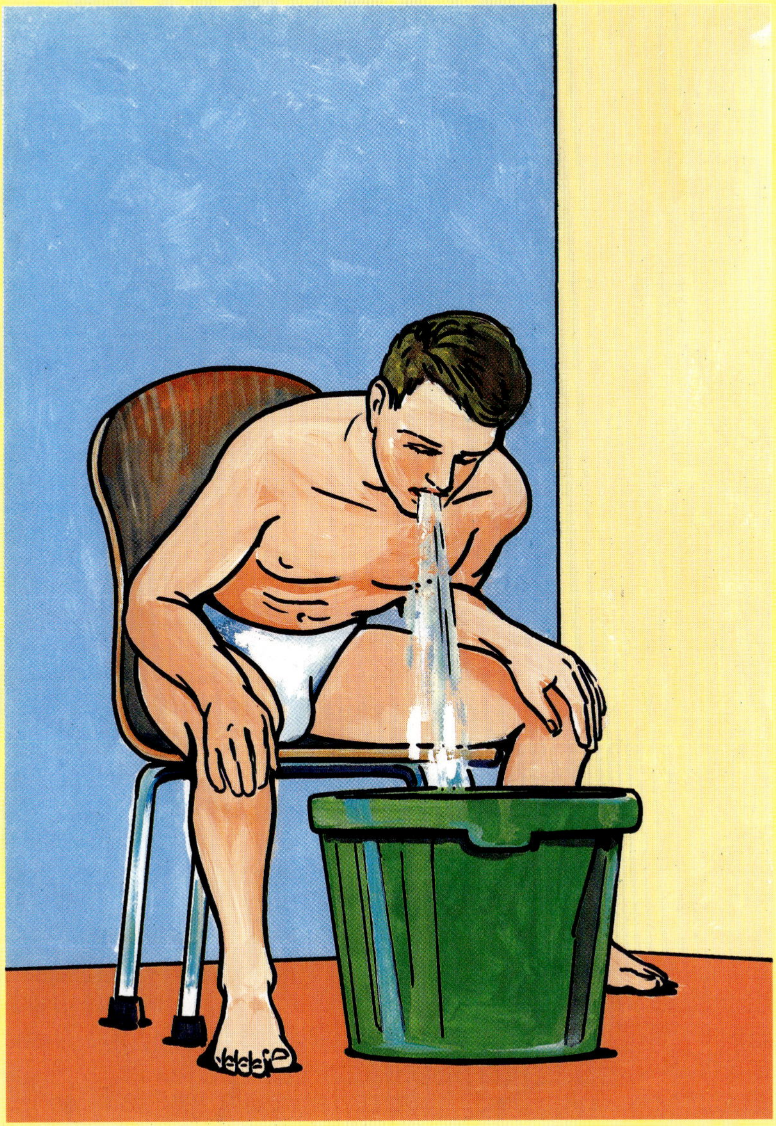

Innere Reinigung: Emesis (Vamana).

zen im Nacken, in der Bauchgegend oder an den Seiten, sollte er dort mit *Dhanvantaram Kudambu* eingerieben werden. Nach einem heißen Bad kann der Patient Suppe zu sich nehmen. Falls er keinen Hunger verspürt, ist es besser zu fasten. In den darauffolgenden acht Tagen muß eine spezielle *Anti-Kapha-Diät* befolgt werden, die zu Anfang vor allem aus flüssiger Nahrung besteht.

Wenn kein Brechreiz entsteht, müssen weitere Medikamente eingenommen werden. Das Erbrochene wird gemessen, wobei die ersten beiden Male nicht mitgerechnet werden dürfen. Beträgt die Menge des Erbrochenen 2.7 Liter, war die Therapie äußerst erfolgreich; bei 1.35 Liter war sie mäßig, bei 0.7 Liter kaum erfolgreich. Die Dosis wird gemäß der Häufigkeit des Erbrechens wie folgt eingeordnet:

- ☐ Maximale Dosierung: 8maliges Erbrechen = sehr erfolgreich.
- ☐ Durchschnittliche Dosierung: 6maliges Erbrechen = erfolgreich.
- ☐ Minimale Dosierung: 4maliges Erbrechen = weniger erfolgreich.

Der Patient sollte sich sichtlich erleichtert fühlen. Zuerst erbricht er die Arzneien, dann *Kapha* und zum Schluß *Pitta.*

Purgation *Virecana*

Purgation, das medikamentös herbeigeführte Abführen, ist die ideale Behandlung für alle *Pitta*-Erkrankungen, kann aber auch bei *Kapha*-Störungen in Verbindung mit *Pitta* oder bei *Kapha*-Störungen in *Pitta*-Lokalisationen durchgeführt werden. Sie besteht aus der Reinigung der inneren Organe durch Stuhlentleerung. Alle klassischen Texte geben eine Vielzahl von Arzneien an, welche zur Purgation eingesetzt werden können, z.B. *Triphala-Churna* (Terminalia Chebula, Terminalia Belerica und Emblica Officinalis), Baliospermum Mountanammell, Citrullus Colocynthis, Citrullus Vulgaris, Argemone Mexicana, Mallotus Philippinensis, Peterospermum Aserifolium, Kuhmilch, Kuhurin, etc.

Bei der Auswahl der Arzneien ist die Verdauungskapazität des zu Behandelnden zu berücksichtigen. Bei einer schwachen Verdauung genügen milde Laxative wie Milch, bei einer starken Verdauung müssen entsprechend stark abführende Mittel eingesetzt werden. Eine kleine Dosierung, welche in kurzen Abständen wiederholt wird, ist einer auf einmal verabreichten höheren Dosierung vorzuziehen. Ein beliebtes Medikament ist *Avipathi Churnam.* Am besten verabreicht man die Arznei in der sogenannten *Pittakala*, in der Zeit, da *Pitta* prominent ist. Der Patient darf keine Nahrung zu sich nehmen, bis die Reinigung vorbei ist, was im Normalfall etwa zwölf Stunden dauert. Wenn er das Abführmittel um Mitternacht einnimmt, kann er am folgenden Tag nach 12 Uhr mittags wieder essen.

Vor jeder Purgation sind Öl- und Schwitzkur obligatorisch. Im Falle von Gelbsucht, Diabetes, Trauma, chronischen Abszessen, Ödem und Anämie wird eine minimale Vorbehandlung durchgeführt. Zeigen die Abführmittel keine rechte Wirkung, kann der Patient eine leichte Mahlzeit einnehmen und am nächsten Tag mit einer anderen Dosis oder modifizierten Mitteln den gewünschten Vorgang aufs neue wiederholen. Das Trinken von warmem Wasser während der Kur fördert die Stuhlentleerung.

Der Patient ist

- ☐ gut gereinigt, wenn er 30mal abführt,

- ☐ mäßig gereinigt, wenn er 20mal abführt,
- ☐ weniger gut gereinigt, wenn er 10mal abführt.

Diese Therapie ist zu stoppen, wenn sich Schleim im Stuhl findet. In diesem Fall ist wie bei der Emesis für acht Tage eine *Anti-Kapha-Diät* zu befolgen. Wenn beim gleichen Patienten Emesis und Purgation durchgeführt werden sollen, wird die Emesis zuerst gemacht. Kann der Patient wieder normal essen, soll er möglichst nahrhafte Speisen konsumieren, damit er die nötige Energie für die anschließende Purgation hat, die fünfzehn Tage nach der Emesis durchgeführt werden kann. Während der drei Tage vor der Purgation erhält er eine Ölkur.

➩ Kontraindikationen sind Verletzungen am Anus, Durchfall und nach Darmeinläufen.

Nasenschleimhaut-Therapie *Nasya*

Die Anwendung von arzneilichen Ölen oder Pulvern über die Nasenöffnungen wird als *Nasya* bezeichnet. Dies ist der ideale Weg der Medikamente für Erkrankungen des Kopfes. Eine Behandlung, die täglich und zu jeder Jahreszeit ausgeführt werden kann, besteht darin, einen Finger ins Öl zu tauchen und damit die Innenseite der Nasenlöcher zu massieren. Sie bietet wirksamen Schutz vor Schnupfen und einem Austrocknen der Nase.

Bei der Nasenschleimhaut-Therapie darf zuvor keine Ölkur erfolgen. Nach der täglichen Morgenroutine kann der Patient seine Mahlzeit einnehmen. Danach soll er seine Zähne und den Mund gründlich reinigen. Nun setzt er sich auf den Behandlungstisch. Nase und Rachen können zuvor durch das Rauchen von Kräuterzigarren oder einer Pfeife mit speziellem Kräutertabak gereinigt werden. Dabei ist darauf zu achten, daß der Rauch durch Nase oder Mund eingesogen, aber nur durch den Mund ausgeblasen wird. Dann werden Kopf und Hals mit *Kshirabala*-Öl massiert. *Thapasweda* (Applikation von erhitzten Gazetüchern) wird auf Stirn, Wangen, Hals, Nase und Kinn ausgeführt. Der Patient legt sich nun auf den Rücken, der Kopf ist ein wenig nach hinten geneigt. Das arzneiliche Öl wird im Wasserbad erwärmt und in beide Nasenlöcher geträufelt (siehe Grafik auf Seite 126). Das Öl, das in den Mund gelangt, kann ausgespuckt werden. Während dieser Anwendung sollen Hände, Füße, Ohren und Schultern leicht massiert und anschließend das *Thapasweda* auf die entsprechenden Körperteile wiederholt werden.

Die Dosierung liegt je nach Krankheitsgrad und arzneilichen Substanzen zwischen 2 und 64 Tropfen.

Bei bestimmten *Kapha*-Störungen wird anstelle des Öls arzneiliches Pulver verabreicht. Das Pulver kann geschnupft oder mittels eines kleinen Röhrchens vom Therapeuten dem Patienten in die Nase geblasen werden. Die Vorbehandlungen sind die gleichen wie oben beschrieben (siehe Grafik auf Seite 127).

Nach der Behandlung soll der Patient heißes Wasser trinken. Eine *Anti-Kapha-Diät* muß eingehalten werden. Tagesschlaf ist nicht erlaubt.

Einlaufkur *Vasti*

Der Name *Vasti* rührt von der Harnblase eines Wasserbüffels her, die zu diesem Zweck benutzt wurde. Diese Blase wird mit verschiedenen Flüssigkeiten angefüllt. Entsprechend dem Ort der Anwendung werden verschieden lange,

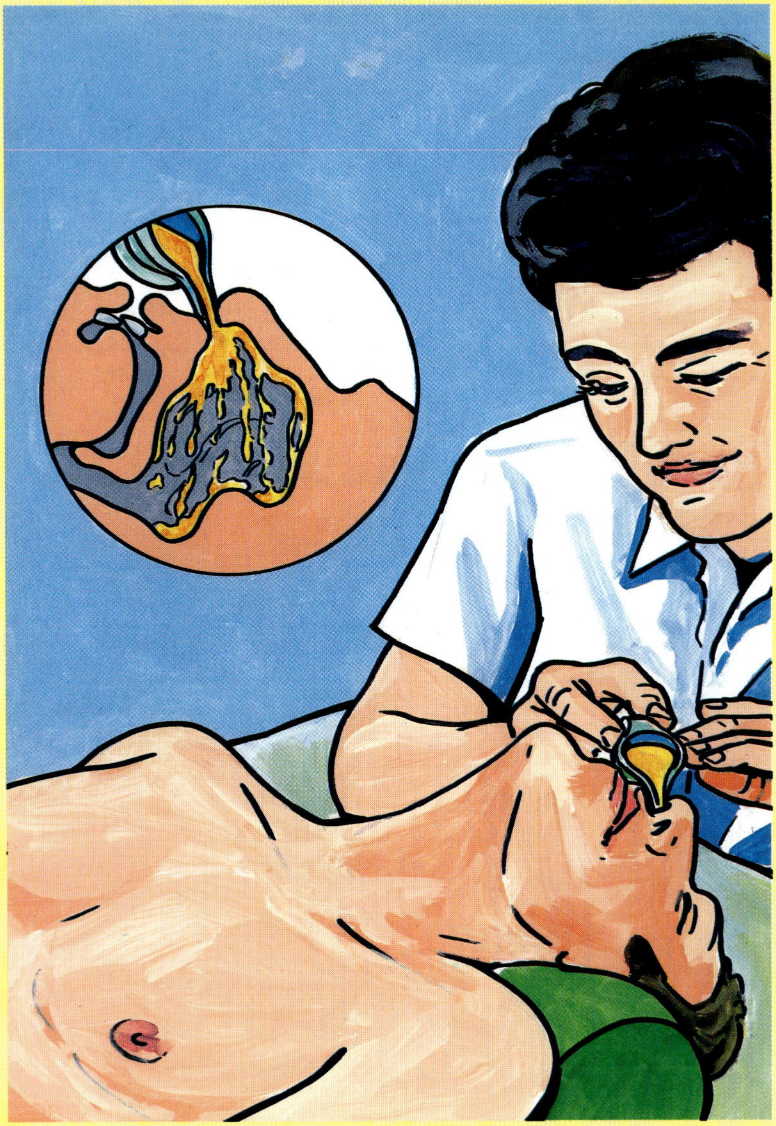

Innere Reinigung: Nasenschleimhaut-Therapie mit arzneilichem Öl (Nasya).

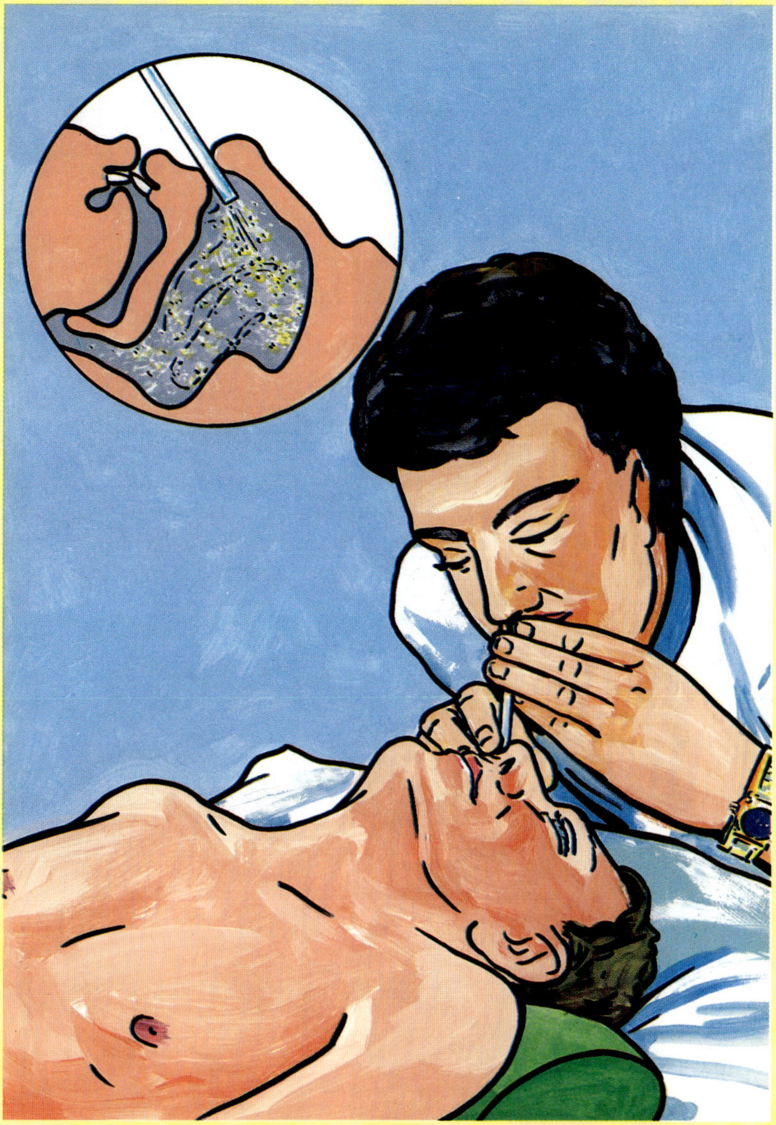

Innere Reinigung: Nasenschleimhaut-Therapie mit arzneilichem Pulver (Nasya).

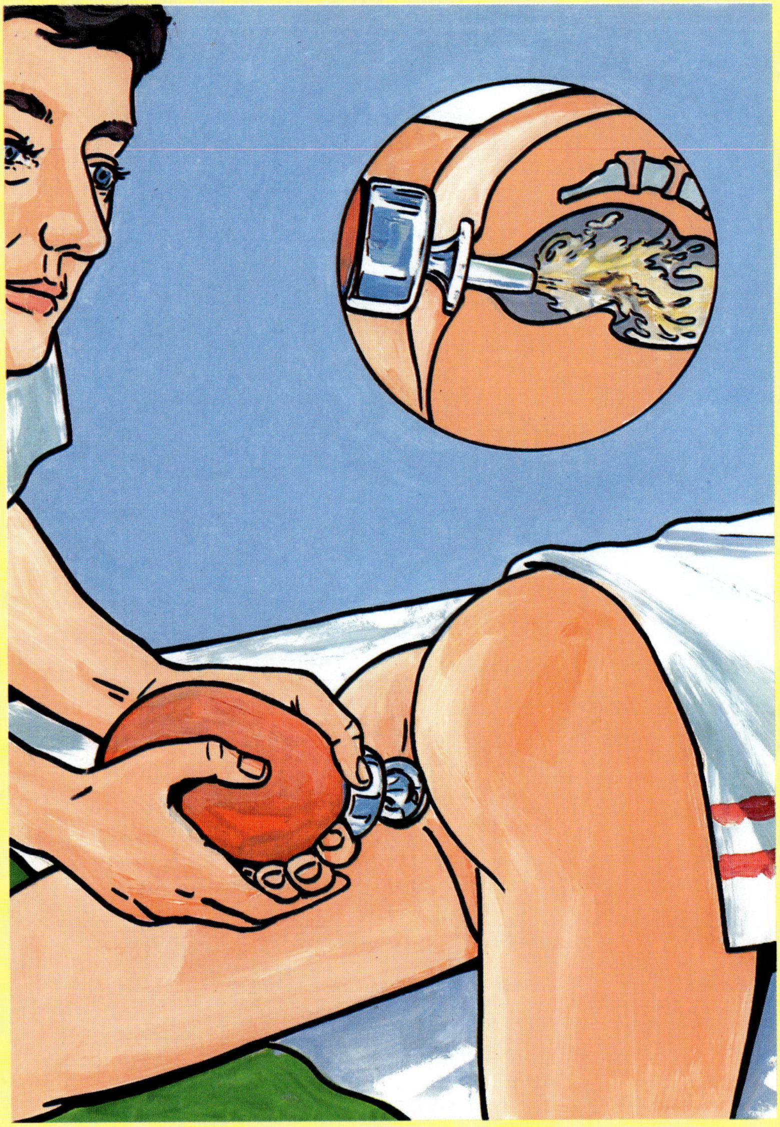

Innere Reinigung: Einlaufkur (Vasti).

breite und geformte, aus Messing oder Horn gefertigte Mundstücke eingesetzt. Der große Vorteil dieser Vorrichtung ist, daß der Therapeut den Druck genauestens dosieren kann und auch den Gegendruck sofort verspührt (siehe Grafik). Heute werden aber auch 150- bis 250-ml-Spritzen, die an einen Darmschlauch angeschlossen werden, verwendet.

Die Einlaufkur ist die beste Therapie bei einer gestörten *Vata*-Bioenergie und wird daher von allen Reinigungskuren am häufigsten angewendet. Sie unterscheidet sich in vielen Punkten von den modernen Methoden des Darmeinlaufs. In der ayurvedischen Medizin wirkt die Einlaufkur reinigend, wenn sie mit *Samshodana* (reinigenden)-Medikamenten ausgeführt wird. Sie mildert die Erkrankung, wenn *Samshamana*-Medikamente verwendet werden, und sie stärkt den Körper, wenn mit Substanzen therapiert wird, die ein bestimmtes Gewebe unterstützen.

Entsprechend dem Ort der Anwendung unterscheidet man Einläufe per Rektum, per Harnröhre, per Vagina und per Öffnung eines Abszesses. Weiter wird zwischen *Niruha Vasti* oder *Kashaya Vasti* (Einläufen mit verschiedenen Abkochungen) und *Sneha Vasti* (Einläufen mit ölhaltigen Substanzen) unterschieden. Als Vorbereitung kommen in allen Fällen Öl- und Schwitzkur zur Anwendung.

Der **ölhaltige Einlauf** verbleibt normalerweise 9 Stunden im Körper und wird dann ausgestoßen. In speziellen Fällen kann er bis zu 24 Stunden im Körper zurückgehalten werden. Sollte die Verweildauer darüber hinausgehen, muß der Einlauf mit Hilfe von Abführmitteln entfernt werden. Die Dosierung liegt bei 100 bis 250 ml ölhaltigen Substanzen. Die Behandlung kann für längere Zeit täglich ausgeführt werden, da sie auch verjüngende, körperaufbauende und den Stoffwechsel stärkende Wirkungen besitzt.

➩ Kontraindikationen für den Öleinlauf sind Hautkrankheiten, Diabetes, Fettleibigkeit, Würmer, Appetitlosigkeit, Gicht, Gelbsucht.

Der **Einlauf mit Kräuterabkochungen** hat vor allem reinigende Wirkung. Er sollte normalerweise nach einem Öleinlauf ausgeführt werden, damit es zu keiner Austrocknung kommt. Die Kräuterdekokte besitzen vor allem saure Eigenschaften oder bestehen aus Milch, Wasser, Honig, Kräuterdekokten und Ölen. Bei chronischer Verstopfung können 120 ml Milch, 60 ml Rhizinusöl, 20 ml Honig und 6 g *Saindava* (natürliches Mineralsalz) miteinander vermischt und eingespritzt werden. Dieser Einlauf sollte nach spätestens 45 Minuten wieder ausgestoßen werden. Die Reihenfolge der ausgeworfenen Substanzen ist Fäkalien, Galle und schließlich Schleim. Der Patient muß sich danach leicht und nicht schwach fühlen.

➩ Indikationen sind Harnsteine, Gicht, Verstopfung, nervöse Störungen, Appetitverlust, Kopfschmerzen, Herzkrankheiten.

➩ Kontraindikationen sind Husten, Hämorrhoiden, Verletzung des Anus, Hautkrankheiten, Diabetes, Übergewicht, nach einer Purgation oder Nasenschleimhaut-Therapie.

Aderlaß
Rakta Moksha

Wörtlich bedeutet *Rakta Moksha* »Befreiung von Blut«. Diese Behandlung wird mittels Venensektion, dem Anbringen von Blutegeln, einem Horn oder einer Glocke ausgeführt. Liegt eine Störung des Blutes durch *Vata* vor, wird die Anwendung des Horns empfohlen; diese Form der Anwendung übt eine erwärmende und besänftigende Wirkung aus. Dabei wird die Haut zuerst leicht angeritzt. Dann wird das Horn eines Büffels oder einer Kuh darübergestülpt. An dessen dünnem Ende saugt der Arzt das Blut ab.

Bei einer Blutstörung, die durch *Pitta* verursacht wurde, werden Blutegel eingesetzt, welche kühlende und süßliche Eigenschaften besitzen. Bei einer *Kapha*-Störung des Blutes kommt die aus einem Kürbis gefertigte Glocke zur Anwendung mit ihrer irritierenden, herben und erhitzender Wirkung. Dabei wird die Haut leicht angeritzt, dann stülpt man die Glocke, in der sich eine kleine Öllampe befindet, darüber.

Der Venenschnitt wird angewendet, wenn größere Mengen Blut abgelassen werden sollen. Dabei kommen chirurgische Instrumente zum Einsatz. Der Schnitt sollte immer von unten nach oben geführt werden, damit der Blutfluß nicht unterbrochen wird. Ein Eingriff an der gleichen Stelle soll nicht zweimal vorgenommen werden. Dabei dürfen die Vitalpunkte nicht verletzt werden.

Bei Gicht, Hämorrhoiden, bestimmten Hals- und Augenkrankheiten, Abszessen, Tetanus, Migräne, Hysterie, Leber- und Milzvergrößerung sowie Wundrose finden die Blutegel ihren Einsatz (siehe Grafik). Es kommen etwa ein halbes Dutzend Arten für diese Therapie in Frage. Vor der Behandlung werden sie gereinigt, indem sie zuerst in Wasser mit Kurkuma, dann in mit Wasser verdünnte Milch und schließlich in klares Wasser gelegt werden. Erst dann werden sie an die entsprechenden Körperstellen angesetzt. Man behauptet, daß die Egel zuerst das toxische Blut absaugen und man erst, wenn sie sauberes Blut saugen, ein Jucken oder Schmerzen verspürt. Nach Beendigung der Behandlung

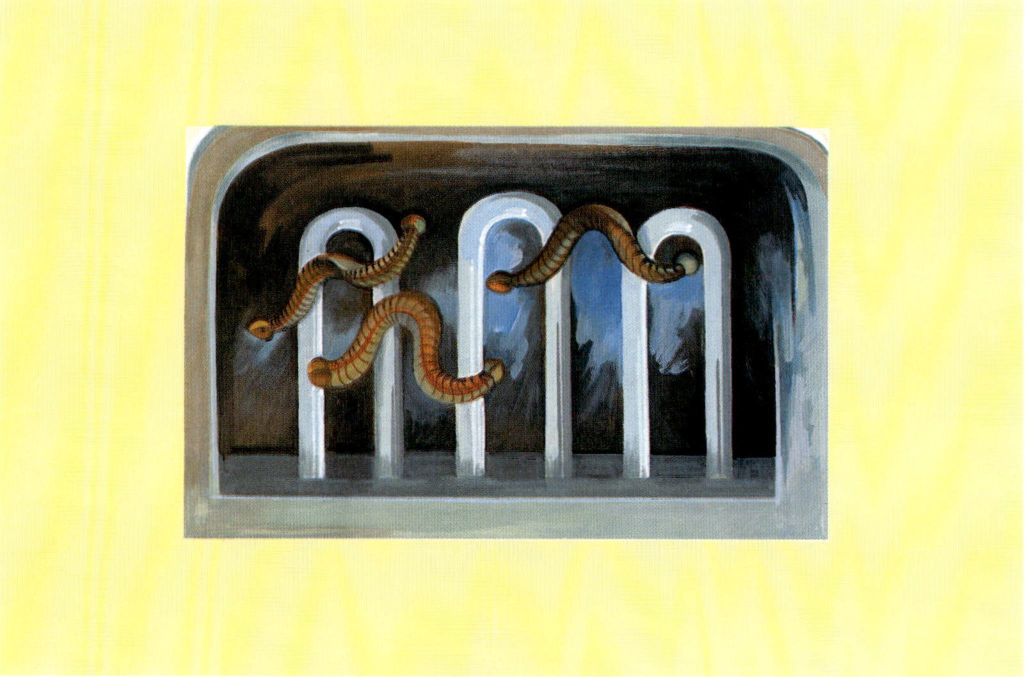

Innere Reinigung: Aderlaß mit Blutegeln (Rakta Moksha).

lassen sie sich leicht entfernen; streut man etwas Salz auf ihre Mundöffnung, lösen sie sich von der Haut. Im Zeitalter des HIV-Virus ist ihr Einsatz mit einigem Risiko verbunden und deshalb nicht empfehlenswert. Hingegen können sterile chirurgische Instrumente in einer klinischen Umgebung zum Aderlaß benutzt werden.

➪ Kontraindikationen sind Asthma, Schwangerschaft, Husten, Bluterbrechen, Wassersucht, Blutarmut, Kinder unter 16 Jahren und alte Menschen über 70 Jahre.

Besänftigende Therapien *Samshamana*

Zu den *Samshamana-* oder besänftigenden Therapien zählen die medikamentösen Behandlungen sowie die Diät- und Lebenskunde. Man unterscheidet zwischen verdauungsfördernden Medikamenten oder verdauungsfördernder Nahrung, appetitfördernden Medikamenten oder appetitfördernder Nahrung, Fastenkuren, Beschränkung der Flüssigkeitsaufnahme, körperlicher Betätigung (Yoga, Sport), Sonnenbaden und dem Aufenthalt in der frischen Luft.

Die Ernährungslehre wurde ausführlich in Kapitel 7 und die Lebenskunde in Kapitel 8 behandelt. Was die medikamentöse Behandlung betrifft, so stammen die ayurvedischen Arzneien ausschließlich aus der Natur, aus pflanzlichen, tierischen und mineralischen Substanzen. Ihre Herstellung unterliegt äußerst differenzierten Prinzipien der Arzneimittelkunde, die im nächsten Kapitel angesprochen werden. Erst nach einer Reinigungskur dürfen eigentliche Medikamente eingesetzt werden. Denn es macht wenig Sinn, einem Körper, der mit toxischen Substanzen angefüllt ist, Medikamente einzuflößen. Ayurveda beseitigt zuerst die Ursachen einer Erkrankung. In vielen Fällen ist dann eine Nachbehandlung gar nicht mehr notwendig. Das erklärt auch, weshalb viele ayurvedischen Präparate selbst bei extremer Dosierung die Krankheitserreger nicht eliminieren, wenn sie im modernen Labor getestet werden. Im menschlichen Organismus hingegen führen die gleichen Substanzen zur Beseitigung der Krankheitsursachen.

Die innere Ölkur *Snehapanam*

Hierbei handelt es sich um die Einnahme von öligen Substanzen. Schnellere und direkte Auswirkungen können erzielt werden, wenn das Öl pur eingenommen wird. Nicht alle Patienten, besonders Kinder, sind dazu in der Lage. In diesem Fall vermischt man die Öle oder Fette mit der Nahrung. Das ist vor allem mit der eingesottenen Butter leicht möglich, die am besten mit gekochtem Reis vermischt wird. Das Trinken von öligen Substanzen wird *Snehapanam* genannt. Bei vielen Fällen von Hernie (Bruch) oder Magengeschwüren, die als chirurgische Fälle gelten, erweist sich *Snehapanam* als eine sehr effektive Behandlungsmethode.

Am Tag vor der Behandlung muß der Patient eine *Anti-Kapha-Diät* einhalten. Die letzte Mahlzeit muß vor 6 Uhr abends eingenommen werden. Die minimale, moderate und maximale Dosis ist in jedem Fall individuell zu bestimmen. Dazu werden Alter, Verdauungskraft, Grad der Störung der Bioenergien und generelle Kondition berücksichtigt. Die minimale Dosis ist die Quantität, welche in sechs Stunden, die moderate, die in zwölf Stunden, und die maximale, die in vierundzwanzig Stunden verdaut wird. Um die Verdauungskraft des Patienten zu ermitteln, gibt man ihm am frühen Morgen des ersten Behandlungstages, nach Stuhlgang und Bad, auf nüchternen Magen 30 bis 45 ml der Ölsubstanz. Anschließend soll er 60 ml warmes Wasser trinken und sich hinlegen, aber nicht schlafen. Wenn er durstig wird, kann er kleinere Mengen warmes Wasser mit oder ohne Ingwerpulver trinken. Wenn er fühlt, daß die ölige Substanz verdaut ist, d. h. wenn er hungrig wird und beim Aufstoßen keinen öligen Geschmack mehr verspürt, muß diese Zeit genau festgehalten werden. Er kann dann eine leichte Mahlzeit bekommen, sollte aber kein Bad nehmen.

Auf Grund der Ergebnisse bestimmt der Arzt die Dosis für den nächsten Tag. Man versucht nun, jeden Tag die Dosis zu erhöhen. Hat der Patient am ersten Tag zum Beispiel 30 ml der Ölsubstanz eingenommen, so versucht man es am nächsten Tag mit 60 ml. Die gleiche Prozedur wird bis maximal sieben Tage wiederholt, wobei die Dosis so geregelt werden muß, daß der Patient am letzten Tag zwölf Stunden braucht, um sie zu verdauen. Normalerweise findet eine Verbesserung der Verdauung statt. Wenn der Patient am ersten Tag für 30 ml drei Stunden gebraucht hat, wird er wahrscheinlich am zweiten Tag für 60 ml fünf Stunden und für 90 ml sieben oder acht Stunden benötigen.

➭ Symptome einer erfolgreichen Behandlung: *Vata* befindet sich im Gleichgewicht, die Verdauung ist aktiv, der Stuhl ist weich und ölig, der Körper wird weich und die Haut geschmeidig.

➭ Symptome einer mangelhaften Behandlung: Die Bioenergie *Vata* ist noch nicht im Gleichgewicht, der Stuhl ist trocken und körnig, die Verdauung schwach, die Haut trocken und rauh.

➭ Symptome einer exzessiven Behandlung: Blässe, Schweregefühl, Erbrechen, Schwindel, unverdaute Essensreste im Stuhl.

➭ Indikation der minimalen Dosis: Alte Menschen und Kinder, deren Verdauung sehr schwach ist, die von chronischem Fieber, Durchfall oder Husten befallen sind und wenig Vitalität besitzen.

➭ Indikation der moderaten Dosis: Furunkel, Bläschen, Pustel, Juckreiz, Psoriasis (Schuppenflechte), allgemeine Hautkrankheiten, Anomalie der Harnbildung und Rheuma bei Personen mit moderater Verdauung und Vitalität.

➭ Indikation der maximalen Dosis: Diese Dosis kann zu Komplikationen führen und darf nur von erfahrenen Ärzten bei Personen angewendet werden, die normalerweise große Quantitäten von ölhaltigen Substanzen mit ihrer Nahrung aufnehmen und Hunger und Durst widerstehen können. Bei gastro-intestinalen Störungen, Geisteskrankheiten, Trauma, Verstopfung.

Normalerweise tritt im Falle einer *Vata*-Störung die Besserung nach 7 bis 8 Tagen, bei *Pitta*-Störungen nach 5 bis 6 Tagen und bei *Kapha*-Störungen nach 3 bis 4 Tagen ein.

Verjüngende und aufbauende Maßnahmen

Die vorbereitenden sowie die reinigenden Maßnahmen haben den Körper von Toxinen befreit. Falls keine besänftigenden Therapien notwenig sind oder schon ausgeführt wurden, können wir zu den verjüngenden und aufbauenden Maßnahmen fortschreiten.

Eine Möglichkeit ist, sich in ein dazu geeignetes Gebäude zurückzuziehen.
In früheren Zeiten wurden dazu speziell, weitab von allem Geschehen, kleine Häuser erbaut, deren Räume von der Außenwelt völlig abgeschnitten waren. Einzige Lektüre bildeten religiöse oder philosophische Literatur. Meditation, Gebete und Yoga-Übungen waren ausdrücklich empfohlen. Nach zwei Wochen oder länger kehrte der Patient in die normale Welt zurück. Wenn möglich, wurden diese Kuren in die Reifezeit der Amalaki-Früchte gelegt, so daß die betreffende Person anschließend die Früchte direkt von den Bäumen pflücken und essen konnte.

Eine andere Methode erlaubt dem Patienten, mit seiner Umwelt in Kontakt zu bleiben. Aber auch hier sind Exerzitien und Yoga-Übungen eine großartige Hilfe, um den Geist unter Kontrolle zu bringen und zu erfrischen. Wanderungen in intakter Umgebung, Schwimmen, Musiktherapie und andere kreative Betätigungen werden empfohlen. Ziel ist eine positive Neuorientierung der persönlichen Neigungen und Reorganisation der geistigen und körperlichen Konstitution. Eine leichtverdauliche, aber reichhaltige Diät, entsprechend dem Biotypus und unter Berücksichtigung des Alters, muß eingehalten werden.

Zusätzlich werden verschiedene ayurvedische Aufbaumittel mit besonderem Nährwert, die die Verdauung und damit den Metabolismus steigern sowie die Körperkanäle reinigen und tonisieren, verabreicht. Substanzen mit besonders stark verjüngender Wirkung sind Emblica Officinalis, Terminalia Chebula, Terminalia Belerica, Withania Somnifera, Herpestis Moniera, Aspargus Racemosa, Hydrocotyle Asiatica, Boerhavia Diffusa, Embelia Ribes, Glyczyrrhiza Glabra, Evolvulus Alsinonides, *Shilajit* (Schieferöl), entgiftete Metall- und Edelsteinoxide aus Gold, Silber, Eisen, Quecksilber, Perlen, Diamanten, Rubinen etc. oder sogenannte *Rasayanas* (Verjüngungsmittel) wie *Amalaki Rasayan, Aswagandha Leha, Brahma Rasayan, Cyavanaprasha, Dasamula Rasayan, Sukumara Rasayan* und *Yoga Rasayan.*

Letztere wirken im allgemeinen stärker auf nüchternen Magen. Die Einnahme sollte jeweils zwölf Stunden auseinanderliegen. Die Dosis beträgt 15 - 30 g (ein oder zwei Kaffeelöffel). Bei schwacher Verdauung kann sie mit den Mahlzeiten eingenommen werden.

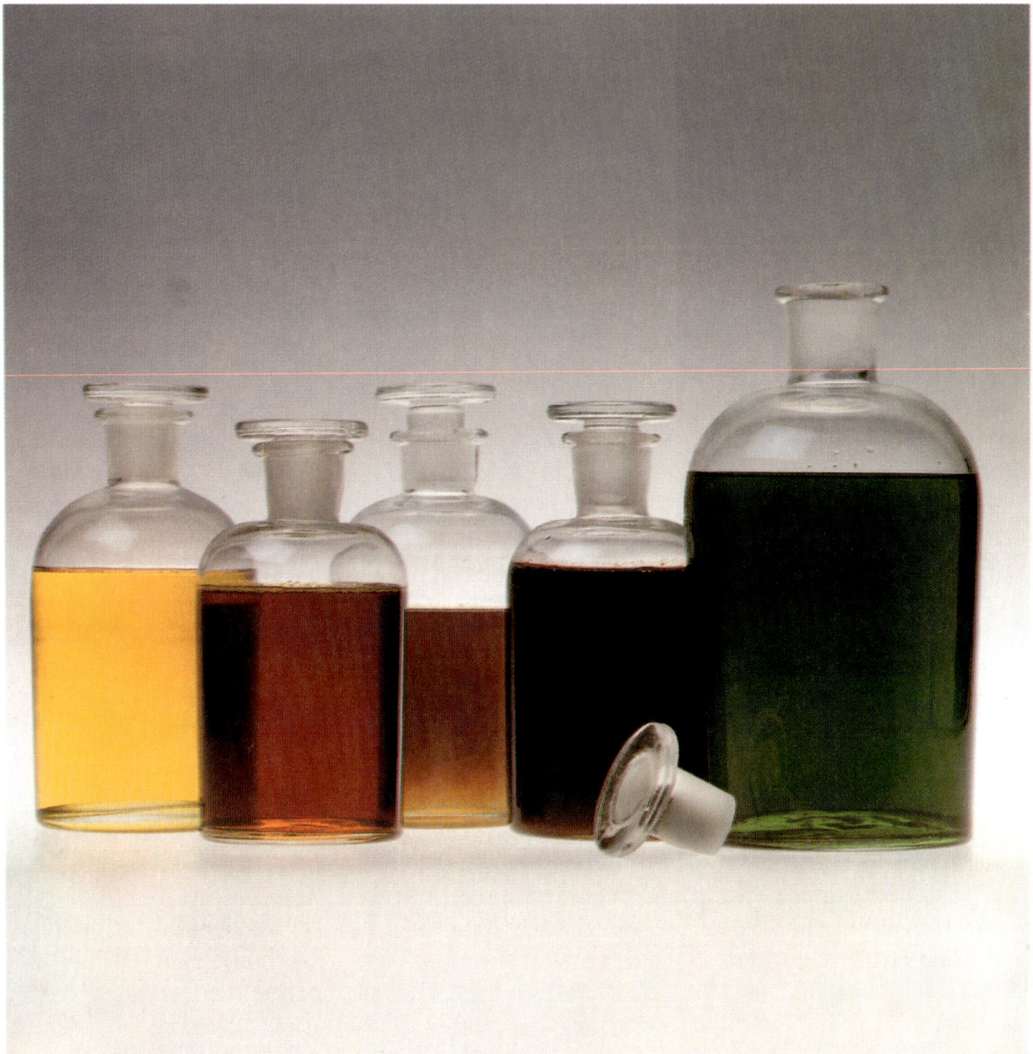

Arzneiliche Öle
Von links nach rechts:
Sesamöl, Balaswagandha Thaila,
Prabhanja Kudambu, Pinda Thaila
und Gopadmajadi Thaila.

11 Pharmakologie

Dravya Guna

Die gesamte Wissenschaft der ayurvedischen Pharmakologie *(Dravya Guna)* steht auf den Grundmauern der fundamentalen Prinzipien der Elemente und Bioenergien. Die fünf Grundelemente Äther, Luft, Feuer, Wasser und Erde bilden die Körper des Tier-, Pflanzen- und Mineralienreiches. Die Ähnlichkeit der Zusammensetzung von Arzneien und Gewebe sind der Ausgangspunkt ihrer Wirkung. Bei ähnlichem Aufbau wirken sie stimulierend, bei gegensätzlichem dämpfend.

Während die Grundelemente die physische Basis aller Körper bilden, repräsentieren die drei Bioenergien im Stadium der Homöostase die physiologischen Funktionen und in dem des Ungleichgewichts die pathologischen Zustände. Deshalb wird die Zusammensetzung der Arzneien auf Grund der Elemente, aber ihre Wirkung und Indikation auf Grund der Bioenergien bestimmt, die aus einer Kombination von reinem Bewußtsein (Leben = Bios) und den fünf Grundelementen hervorgegangen sind.

Fachgebiete der Ayurveda-Pharmakologie

Die ayurvedische Pharmakologie wird in vier Fachgebiete unterteilt:

1. Pharmakognosie
(Nama Rupa Vijnana)
Die Lehre von der Erkennung und Bestimmung der arzneilichen Substanzen.

2. Pharmakologie
(Guna Karma Vijnana)
Die Wissenschaft von Art, Aufbau und Wirkung der Heilmittel.

3. Therapeutik
(Prayoga Vijnana)
Die praktische Anwendung der Heilmittel, wie Indikation, Dosierung, Trägersubstanzen, Hilfsmittel, und der Anpassung der Ernährungsweise unter Berücksichtigung des individuellen Biotypus.

4. Pharmazie
(Bhesaja Kalpana)
Die Wissenschaft vom Sammeln, Herstellen, Lagern und der Verwendung der Arzneien.

Energetik

Als Arzneimittel kommen pflanzliche, tierische und mineralische Substanzen zur Anwendung. Ihren energetischen Eigenschaften entsprechend werden diese Mittel systematisch eingeteilt, und zwar nach ihrem Geschmack *(Rasa)*, der Wirkung nach der Verdauung *(Vipaka)*, ihrer kühlenden oder erhitzenden Wirkung *(Virya)*, den Eigenschaften der Grundelemente *(Gunas)* und ihrer ganz besonderen Wirkungsweise *(Prabhava)*.

Rasa ist das Objekt des Geschmackssinnes, d.h. der Geschmack, den eine Substanz besitzt. Dieser weist auf Grund der elementaren Zusammensetzung auf chemische und physiologische Eigenschaften hin. Da es praktisch unmöglich ist, eine Substanz mit nur einem Geschmack zu finden, spricht man vom vorherrschenden Geschmack. Er kann sich durch verschiedene Faktoren, wie Zeit, Hitze, Behälter, Kontamination etc., verändern. Die Wirkung der Geschmacks-

Geschmacksrichtung	Wirkung
scharf, bitter und herb	erhöht *Vata*
süß, sauer und salzig	reduziert *Vata*
scharf, salzig und sauer	erhöht *Pitta*
süß, bitter und herb	reduziert *Pitta*
süß, sauer und salzig	erhöht *Kapha*
scharf, bitter und herb	reduziert *Kapha*

richtungen süß, salzig, sauer, scharf, bitter und herb ist wie folgt:

Vipaka ist die Wirkung der Arzneien nach der metabolischen Transformation. Wörtlich könnte *Vipaka* mit »kochen« übersetzt werden, und kochen bedeutet Transformation der Form und des Geschmacks einer Substanz. Im allgemeinen unterscheidet man drei Arten: scharf, sauer und süß. Diese Transformation ist wichtig, da sie die Produktion der Bioenergien, Körpergewebe und Abfallprodukte beeinflußt. Der scharfe Teil produziert *Vata*, behindert die Bildung von Fortpflanzungsgewebe und eliminiert Urin und Fäkalien; der saure Teil produziert *Pitta*, aber behindert die Bildung von Fortpflanzungsgewebe und eliminiert Urin und Fäkalien; der süße Teil produziert *Kapha*, Fortpflanzungsgewebe und eliminiert Urin.

Virya ist die Potenz, durch die die Arzneien wirken. Bei Nahrungsmitteln dominiert *Rasa*, bei Arzneien *Virya*. Deshalb kommen nur bestimmte Pflanzenteile zur Anwendung oder die Wirkung von Medikamenten nimmt nach einer bestimmten Zeit ab. Das Prinzip, welches bei seiner Präsenz Auswirkungen zeigt (oder bei seiner Absenz keine), ist *Virya*. Nach Meinung der Experten gibt es nur zwei Arten von *Virya*: erwärmend (Feuerelement und *Pitta*) und kühlend (Wasser- und Erdelement sowie *Kapha*).

Gunas sind die kausalen Faktoren einer arzneilichen Substanz, die selbst keine direkte Wirkung verursacht, jedoch die Arznei für bestimmte Wirkungen qualifizieren. Man unterscheidet objektive und subjektive Eigenschaften. Obwohl unzählige Eigenschaften bestehen, werden sie in der klassischen Literatur zu zehn Eigenschaftspaaren zusammengefaßt (siehe hierzu die untenstehende Übersicht).

Die zehn gegensätzlichen Eigenschaftspaare *(Gunas)*

1.	*Guru*	schwer	*Laghu*	leicht
2.	*Shita*	kühlend	*Ushna*	erhitzend
3.	*Snigdha*	befeuchtend	*Ruksha*	absorbierend
4.	*Manda*	verlangsamend	*Tiksha*	beschleunigend
5.	*Sthira*	stabilisierend	*Sara*	fließend
6.	*Kathina*	hart	*Mridu*	weich
7.	*Pichila*	schmierend	*Vishada*	reinigend
8.	*Slakshna*	glättend	*Khara*	rauh
9.	*Sthula*	grob	*Sukshma*	fein
10.	*Sandra*	dicht	*Drava*	flüssig

Prabhava bezeichnet die ganz besondere Wirkung einer Arznei. Manchmal kommt es vor, das zwei Arzneimittel trotz gleicher *Rasa, Vipaka* und *Virya* verschiedene Auswirkungen aufweisen. Es gibt auch Arzneien, die nur auf bestimmte Gewebe und Organe einwirken oder nicht die Bioenergien beeinflussen, sondern die Krankheit selbst. Zum Beispiel sei hier auf die kardiotonische Wirkung von *Terminalia arjuna* hingewiesen.

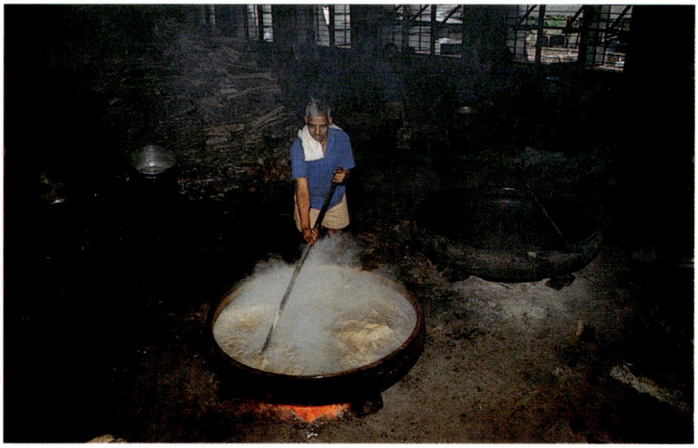

Herstellung eines arzneilichen Öls nach traditioneller Methode.

Zubereitung der ayurvedischen Heilmittel

In der Ayurveda existieren viele Methoden und Formen der Zubereitung der Heilmittel. Im folgenden sollen nur kurz die wichtigsten Arzneiformen aufgelistet werden.

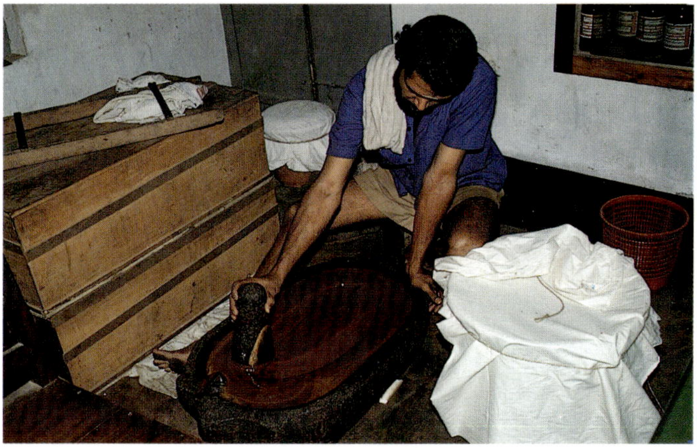

Herstellung von Kräuterpasten.

Kashaya werden in fünf Gruppen aufgeteilt:

1. Frischer Saft von Heilpflanzen.
2. Heilpflanzen-Paste.
3. Abkochungen von Heilpflanzen.
4. Heißer Aufguß.
5. Kalter Aufguß.

Am besten werden die Arzneien täglich aus frischen oder getrockneten Pflanzenteilen hergestellt, da sie sich nicht lange halten. Die

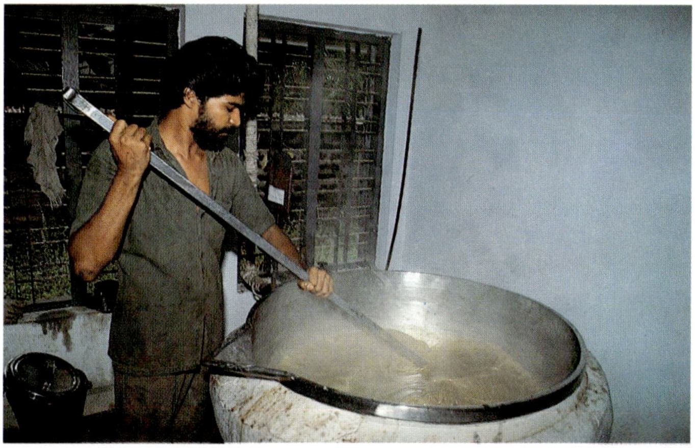

Abkochen von Heilkräutern (Kashaya).

auf dem Markt befindlichen Produkte enthalten alle künstliche Konservierungsmittel und sind deshalb nicht empfehlenswert. Getrocknete Pflanzen lassen sich höchstens achtzehn Monate aufbewahren. Ideal sind frische, wildgewachsene Heilkräuter.

Churna sind arzneiliche Pulver. Sie werden in der Ayurveda sehr häufig verwendet, da die meisten Präparate aus bis zu sechzig Bestandteilen zusammengesetzt sind. Ihre Haltbarkeit ist auf achtzehn Monate beschränkt. Sie müssen immer zusammen mit einer geeigneten Trägersubstanz wie Honig, eingesottener Butter, Sesamöl, Saccharose, Milch oder Wasser eingenommen werden.

Gullika sind handgedrehte Pillen, die aus Pasten oder Abkochungen hergestellt werden. Eine geeignete Alternative sind pulverisierte Dekokte, die dann zu Tabletten gepreßt werden, was auch eine Standardisierung möglich macht. Sie halten sich für zwei Jahre.

Arishta und ***Asava*** sind arzneiliche Weine. Neben frischen Pflanzensäften und Dekokten können sie auch mineralische Zusätze enthalten. Diese Weine sind äußerst leicht aufzunehmen und fördern die Verdauung. Ihre arzneilichen Eigenschaften nehmen im Laufe der Zeit zu.

Leha und ***Rasayana*** sind arzneiliche Gelees, die vor allem als Verjüngungsmittel und Tonika verwendet werden. Sie lassen sich für zwei Jahre aufbewahren. In den auf dem Markt befindlichen Produkten werden in den meisten Fällen Honig und Saccharose mit weißem Zucker sowie teure Zutaten wie Safran durch billige, wirkungslose Substanzen oder sogar Farbstoffe ersetzt. In jedem Fall sollte man die Liste der Zutaten und das Verfalldatum sorgfältig studieren. Falls keine Angaben zu finden sind, verzichtet man besser auf einen Kauf.

Thaila sind arzneiliche Öle. Zur Anwendung kommen Heilpflanzenextrakte, Mineralien und tierische Substanzen. Sie werden bei der Ölkur innerlich wie äußerlich angewendet. Ihre Haltbarkeit beträgt zwei Jahre.

Bhasma sind alchimistische Zubereitungen aus Mineralien und Metallen, die mit speziellen Verfahren für den menschlichen Organismus ungiftig gemacht werden. Sie sind die stärksten ayurvedischen Medikamente und werden in der Akutbehandlung eingesetzt. Ihr Gebrauch setzt entsprechendes pharmazeutisches Wissen voraus, und diese Medikamente sollten auf keinen Fall ohne ärztliche Konsultation eingenommen werden.

Wissenschaftliche klinische Forschungen belegen heute die Effizienz der ayurvedischen Medikamente. Zum Beispiel hat Dr. med. N. D. JOSHI in Bombay seit 1973 ayurvedische arzneiliche Therapien bei bösartigen Tumoren angewendet, darüber existieren klinische Belege an 422 behandelten Patienten. Seine Erfolgsrate ist erstaunlich: 70 Patienten wurden vollständig geheilt, bei 262 trat eine eindeutige Besserung ein und 90 sprachen nicht auf die Therapie an. In keinem Fall traten negative Nebenwirkungen auf.

Dr. med. Dr. rer. nat. C.R. KARNICK, Forschungsleiter eines modernen Pharmabetriebes in Aurangabad, Indien, konnte bei verschiedenen Heilpflanzen eine immunisierende Wirkung gegen bakterielle und virale Infektionen nachweisen.

Über 2000 klinische Studien sind seit 1947 in der ayurvedischen Medizin ausgeführt worden und tragen dazu bei, daß Ayurveda den ihr zustehenden Platz in der medizinischen Fachwelt erobern wird.

Ayurvedische Medikamente

Bezugsquelle:
AYURVEDA CLINIC
Ambulante und stationäre Behandlung · Weiterbildung · Forschung
Postfach · CH-9428 Walzenhausen/AR

Arzneiliche Kräuterweine	Anwendungsgebiete
Abhayarishta	Verstopfung, Hämorrhoiden, Harnretention, Aszites
Amrutarishta	Fieber
Aragwadarishta	Toxizität, Juckreiz, chronische Geschwüre, Psoriasis
Ashokarishta	Leukorrhö, Amenorrhö, Dysmenorrhö u. a., Gebärmutterbeschwerden
Aswagandarishta	Epilepsie, Schwindelgefühl, Debilität, Schizophrenie, Rheuma
Ayaskriti	Anämie, Hämorrhoiden, Leukoderma
Balarishta	Debilität, Rheuma, Appetitlosigkeit
Dantyarishta	Hämorrhoiden, Flatulenz, Verdauungsschwäche
Dasamularishta	Husten, Abmagerung, Flatulenz, Geschmacklosigkeit, Erbrechen
Dhathriarishta	Virale Hepatitis, Anämie, Geschmacklosigkeit
Draksharishta	Appetitlosigkeit, Husten, Asthma, Abmagerung, Debilität
Durlabarishta	Verdauungsstörung, Hämorrhoiden
Jirakarishta	Postnatal, Verdauungsschwäche, Diarrhö, Sprue
Kanakasava	Asthma, Husten
Khadirarishta	Hautkrankheiten, Tumore, Würmer, Splenomegalie
Kumariasava	Magengeschwüre, Verdauungsstörungen
Kutajarishta	Sprue, Dysenterie, Amöbiasis, Fieber
Lohasava	Anämie, Ödem, Blähungen, Hämorrhoiden
Mushtarishta	Verdauungsstörung, Appetitlosigkeit, Sprue, Diarrhö
Parthadyarishta	Herz- und Lungenerkrankungen
Pippaliasava	Sprue, Verdauungsstörung, Blähungen, Appetitlosigkeit
Punarnavasava	Ödem, Aszites, Hyperazidität
Saraswatarishta	Mentale Schwäche, Epilepsie, Gedächtnisschwäche, sexuelle Debilität
Vasarishta	Husten, Asthma, Tuberkulose, Hämatemesis

Extrakte aus Heilpflanzen und Mineralien

Candraprabha	Schmerzendes und mangelndes Wasserlassen, Nierensteine, Diabetes mellitus
Dhanvataram	Husten, Astma, Rheuma
Yograjgulgulu	Arthritis, Rheuma, chronische Geschwüre
Arjuna	Extrakt der Terminalia arjuna
Ashoka	Extrakt der Saraca asoca
Aswagandha	Extrakt der Withania somnifera
Brahmi	Extrakt der Herpestis moniera
Bringaraj	Extrakt der Eclipta alba
Haritaki	Extrakt der Terminalia chebula
Shatavari	Extrakt der Asparagus racemosus
Vaca und *Sarpagandha*	Extrakt der Acorus calamus und Rauwolfia serpentina
Lohabhasma	Eisenoxid
Shankabhasma	Kalzium aus Muscheln
Shilajit	Schieferöl

Destillate

Sarsaparilla Sath	Destillat aus Hemidesmus indicus; Hautkrankheiten, Geschlechtskrankheiten, Arthritis, Rheuma, Gicht, Epilepsie, Geisteskrankheit, chronische Nervenkrankheiten, Blähungen, trüber Urin, Impotenz

Kräutertees

Vata-Tee	Teemischung für *Vata*-Konstitutionen
Pitta-Tee	Teemischung für *Pitta*-Konstitutionen
Kapha-Tee	Teemischung für *Kapha*-Konstitutionen
Sama-Tee	Teemischung mit ausgeglichener Wirkung

Kräuter für Dampfbäder

Vata-Sweda	Mischung für *Vata*-Erkrankungen oder *Vata*-Konstitutionen
Pitta-Sweda	Mischung für *Pitta*-Erkrankungen oder *Pitta*-Konstitutionen
Kapha-Sweda	Mischung für *Vata*-Erkrankungen oder *Kapha*-Konstitutionen

Arzneiliche Gelees

Amalaki Rasayan	Regenerierungsmittel
Aswagandha Leha	Aufbau- und Stärkungsmittel; nervöse Störungen, Aphrodisiakum
Brahma Rasayan	Gehirn- und Nerven-Tonikum für psychosomatische Erkrankungen, manisch depressive Psychose, Schlaflosigkeit
Cyavanaprasha	Erkältungen, Husten, Asthma; stärkt Gedächtnis und Knochenbau
Dasamula Rasayan	Erkrankungen der Atemwege, gastrointestinale Störungen, Appetitverlust
Drakshadi Leha	Anämie, Gelbsucht, Avitaminose
Khadira Leha	Hautkrankheiten, Ekzema, Adenitis, Dermatitis, Pilzbefall
Manibhadra Leha	Verstopfung
Satavarigulam	Frauen-Tonikum; vaginale Erkrankungen, Dysmenorrhö, Leukorrhö, Amenorrhö
Sukumara Rasayan	Nierensteine, Nierenkolik, Harninkontinenz, Verstopfung
Yoga Rasayan	Psyche-Tonikum; erhält geistige Frische und Ausgeglichenheit

Ghee-Präparate

Brahmi Grutham	Erkrankungen des Nervengewebes
Gulgulutiktaka Grutham	Erkrankungen der Gelenke und Knochen, Lymphdrüsen-entzündungen, Hämorrhoiden
Indukanta Grutham	Stärkungsmittel bei Tuberkulose, Nervenerkrankungen, Aszites
Jatyadi Grutham	Äußerlich für Geschwüre und schwer heilende Wunden
Kalyana Grutham	Psychische Erkrankungen, Gedächtnisschwäche, Hautkrankheiten
Mahatiktaka Grutham	Arthritis, Hautkrankheiten; wirkt blutreinigend
Tiktaka Grutham	Abszesse, Geschwüre, Fisteln, Ekzema, Allergien
Vidaryadi Grutham	Anorexie, Erkrankungen der Atemwege

Arzneiliche Öle

Anu Thaila	Trockene Haut, Ergrauen
Arimedadi Thaila	Zahn-, Zahnfleisch- und Mundhöhlenerkrankung
Asaneladi Thaila	Katarrh, Rhinitis, Zahn-, Zahnfleisch- und Mundhöhlenerkrankung
Balagulucyady Thaila	Rheuma, Katarrh

Balaswagandha Thala	Rheuma, Fieber, Psychose, Abmagerung, Husten
Brigamalakadi Thaila	Heiserkeit, Höhr- und Sehstörungen, Zahnschmerzen, Haarausfall
Candanadi Thaila	Arthritis, Augenerkrankungen
Dhanvantaram Thaila	Rheuma, Unterleibsbeschwerden
Dhanvantaram Kudambu	wie oben, jedoch nicht für den Kopf
Dhanvantaram 101x	Schlaflosigkeit, Trauma
Dinesavalyadi Coco Oil	Hautkrankheiten, Jucken
Eladi Coco Oil	Ekzema, Juckreiz, Rhinitis, Katarrh, Schweregefühl im Kopf
Gandha Thaila	Frakturen, Dislokation
Gopadmajadi Thaila	Psoriasis, Herpes, Hautblasen
Karpasasthyadi Oil	Neurologische Störungen
Kasisadi Thaila	Hämorrhoiden
Kayasanni Oil	Neurologische Störungen, Konvulsion
Kottamcukadi Thaila	Rheuma, Arthritis, Rückenschmerzen
Kottamcukadi Kudambu	wie oben, jedoch nicht für den Kopf
Kshirabala Thaila	Arthritis, Gesichtslähmungen, Hemiplegie
Kshirabala 101x	Neuralgie, Gehirn- und Rückenmarkstörungen
Mahanarayana Thaila	Rheuma, Unfruchtbarkeit, Migräne
Manjishtadi Thaila	Kopf- und Augenschmerzen, Schwindelgefühl
Muruvenna Coco Oil	Frakturen, Wunden
Nalpamaradi Oil	Hautkrankheiten
Nilbringadi Thaila	Haarausfall, Ergrauen
Nili Thaila	Insektenstiche, toxische Konditionen, Herpes, Blasen, Psoriasis
Nirgundi Thaila	Kropf, Tonsillitis
Pinda Thaila	Arthritis, Neuritis, Entzündungen
Pippalyadi Oil	Für Darmeinläufe: chronische Verstopfung, Hämorrhoiden, Prolaps des Rektums
Prabhanja Thaila	Paraplegia, Ischiassyndrom, Lumbago
Prabhanja Kudambu	wie oben, jedoch nicht für den Kopf
Sahacaradi Thaila	Rheuma der Extremitäten
Sahacaradi Kudambu	wie oben, jedoch nicht für den Kopf
Sahacaradi 21x	wie oben, jedoch effektiver
Shadbindu Thaila	Zahnausfall
Thekaraj Thaila	Asthma, Husten
Triphaladi Thaila	Augenkrankheiten, Haarausfall
Vajrakam Kudambu	Hautkrankheiten, chronische Geschwüre

Register

Abfallprodukte, körperliche 40
Abhören der Körpergeräusche 68
Abhyanga 98
Abtasten des Körpers 68
Acht-Punkte-Diagnose 64
Aderlaß 129
Aderlaß mit Blutegeln 130
Adisthana Tattva 21
Agantuka 61
Agni Pariksha 69
Akasha 26
Akkumulation 61
Akriti Pariksha 69
Akshitarpana 98
Akupressur 52
Akupressureffekte der Vitalpunkte 53
Allgemeine Medizin 11
Allopathie 72
Alocakapitta 33
Amavata 58
Anatomie 49
Anfassen 64
Anna Vaha Srota 50
Antagonistische Eigenschaft 30
Antha-Shodana 121
Antimaterie 21
Ap 26
Apanavata 32
Arishta 138
Arneiliche Gelees 140
Arzneiliche Kräuterweine 139
Arzneiliche Öle 141
Asatmyendriyartha Samyoga 59
Asava 138
Ashta Sthana Pariksha 64
Astanga-Samgraha 17
Asthi 58
Asthi Dhatu 39
Asthi Vaha Srota 51
Äther 25, 26
Ati-Yoga 59
Aufbauende Maßnahmen 132
Augen 90
Augenbehandlung 114, 115
Augendiagnose 68
Ausgeglichene Person 48
Äußere Reinigung 97
Avaghaha Sweda 120
Avalambakakapha 35
Avyakta 23
Ayurveda-Massagetechnik 52
Ayurveda-Pharmakologie 135
Ayurveda-Universitäten 12
Ayurvedische Medikamente 139

Bad 115
Bahih-Shodana 97
Bala 69
Befragung 64
Behandlung
- prophylaktische 71
- therapeutische 71
Behandlungsstrategien 71
Besänftigende Therapien 131
Bhasma 138
Bhava-Prakasa 19
Bheda 63
Bhrajakapitta 34
Bioenergien 18, 21, 30, 59, 71, 89
Biotypologie 41
Blut 38
Bodhakakapha 35
Buddhi 23

***C**araka-Samhita* 13
Chirurgie 12
Churna 138
Cikitsa 71

***D**arshana* 64
Denksysteme 21
Destillate 140
Dhatu 28, 36
Diagnose 63
Diagnostik 59
Diät 77
Diffusion 62
Dosha 28
Dravasweda 118
Dravya Guna 135
Drei-Punkte-Diagnose 64
Drik Pariksha 68
Druckmassage 101

Ego 23
Einlauf 129
Einlaufkur 125, 128
Einsalbung 98
Elemente 21, 25
Emesis 122, 123
Energetik 135
Entschlackungskuren 94
Erde 25, 26
Erkrankungen
- exogene 61
- endogene 61
- metabolische 19
- natürliche 61
- psychische 61
- psychosomatische 19
- rheumatische 30, 58
- systemische 19
Ernährungslehre 75
Ernährungsweise 94
Extrakte aus Heilpflanzen und Mineralien 139

Fachrichtungen 11
Fettgewebe 39
Feuer 25, 26
Fortpflanzungsgewebe 39

***G**andusha* 98
Gelenke 58
Gelenkschmierung 58
Geriatrie 12
Geschmacksrichtung 27, 136
Gesundheit 59
Gewohnheiten 69
Gewürze 76
Ghee-Präparate 141
Gleichgewicht der Bioenergien 89
Gullika 138
Guna Karma Vijnana 135
Gunas 136
Gurgeln 109
Guß 108

Heilkunde 72
Hina-Yoga 59
HNO 11
Homöopathie 72

Immunologie 89
Immunsystem 8, 89
Infektionskrankheiten 7
Infektionsrisiko 89
Innere Ölkur 131
Innere Reinigung 121
Intelligenz 23
Irrationale Heilung 73
Ithihasa 9

***J**ihva Pariksha* 67
Jnanendriyas 27

***K**adivasti* 120
Kapala 58
Kapha 28, 59
Kapha-Bioenergie 34
Kapha-Person 45, 47
Kapha-reduzierende Diät 79, 86
Kapillaren 58
Karmendriya 27
Karnapurnam 98
Kashaya 137
Kdakakapha 35
Knochen 58
Knochenarten 58
Knochenbau 58
Knochengewebe 39
Knochenmark 39
Konstitution 69
- physische 121
Kopfbehandlung 110
Kopfeinlauf 112, 113
Kopfpaste 115
Körperdränge 96
Körpergewebe 36, 37
Körperkanäle 49
Krankheit 59
- chronische 7
- psychosomatische 7
Krankheitsursache 59, 63
Kräuter für Dampfbäder 140

Kräutertees 140
Kriya Kala 61

Lebenserwartung 70
Lebenskunde 89
Leha 138
Lehrbücher 13
Lehrinstitutionen 12
Lepa 98
Lokalisation 62
Luft 25, 26

***M**adhava-Nidana* 18
Majja Dhatu 39
Majja Vaha Srota 51
Mala 28, 40
Mala Pariksha 67
Mamsa Dhatu 38
Mamsa Vaha Srota 51
Manas 23
Manasika 61
Manifestation 62
Mardana 98, 101
Marmas 52
Massage 90
Massage mit den Füßen 107
Massage zum Herz 100
Massagetechnik 52
Masthiskya 98
Meda Dhatu 39
Medikamente, ayurvedische 139
Medizinische Grundlagen 21
Medizinisches Pflaster 100
Medizinwissenschaft
- somatische 7
- soziale 7
Medo Vaha Srota 51
Mithya-Yoga 59
Mundhygiene 90
Murda Thaila 98
Muskelgewebe 38
Muskeln 58
Mutra Pariksha 66
Mutra Vaha Srota 52

***N**adi Pariksha* 64
Nahrungsmittel 75
Nalaka 58
Nama Rupa Vijnana 135
Nasatarpana 98
Nasenbehandlung 115
Nasenschleimhaut-Therapie 125, 126, 127
Nasya 125, 126, 127
Nervengewebe 39
Nidana 59, 63
Nija 61

Observation 64
Ohrenfüllen 115
Ölbad 91
Ölkur 97
Omnisubstanzen 21, 23
Ophtalmiatrie 11

***P**acakapitta* 33
Padanghata 98, 107
Pädiatrie 11
Padthya-Apadthya 75
Panchakarma 121
Parinama Kala 60
Parisheka 98
Pashatkarma 121
Pathogenese 61, 63
Pathologie 59
Pathophysiologisches Konzept 8
Peshi 58
Pharmakognosie 135
Pharmakologie 135
Philosophische Grundlagen 21
Picu 111
Pitta 28, 59
Pitta-Bioenergie 33
Pitta-Person 45, 46
Pitta-reduzierende Diät 78, 84
Plasma 38
Prabhava 137
Pradhanakarma 121
Prajnaparadha 60
Prakopa 61
Prakriti 22
Prakriti Pariksha 41
Prana Vaha Srota 50
Pranavata 31
Prasara 62
Prayoga Vijnana 135
Preshna 64
Prithivi 26
Provokation 61
Psyche 23, 24
Psychiatrie 11
Pulsdiagnose 64
Purgation 124
Purisha Vaha Srota 51
Purusha 21
Purva-Rupa 63
Purvakarma 121

***R**ajas* 23
Rakta Dhatu 38
Rakta Moksha 129, 130
Rakta Vaha Srota 50
Ranjakapitta 33
Rasa 135
Rasa Dhatu 38
Rasa Vaha Srota 50
Rasayana 138

Rationale Behandlung 73
Reinigung, physiologische 121
Reismassage 117
Rucaka 58
Rupa 63

***S**abda Pariksha* 68
Sadhakapitta 33
Sadhya Asadhya 70
Samanavata 32
Samprapti 63
Samshamana 131
Samshodana 121
Samvahana 98
Sancaya 61
Sandhi 58
Sandhikavata 58
Sankhya-Philosophie 21
Sapta Dhatu 37
Sarangadhara-Samhita 18
Satmya 69
Sattva 23
Schwitzkur 116
Sehnen 58
Sexualheilkunde 12
Sexualverkehr 93
Sharira 49
Shira 58
Shirasheka 110
Shiroabhyanga 110
Shirodhara 110
Shirovasti 111, 112, 113
Shukra Dhatu 40
Shukra Vaha Srota 51
Sinnesgegenstände 24
Sleshakakapha 35, 58
Snayu 58
Snehadhara 118
Snehakarma 97
Snehapanam 131
Snehavagahna 98
Sparsha Pariksha 68
Sparshana 64
Srotas 49
Sthanasamraya 62
Streichen 108
Streß 89
Stuhluntersuchung 67
Subtile Behandlung 73
Susruta-Samhita 15
Svabhavika 61
Sveda Vaha Srota 51
Swastha-Vritta 89
Swedakarma 116
Symptome, klare 63
- warnende 63
Synchronmassage 52

***T**amas* 23
Tarpakakapha 35
Taruna 58
Tatorgane 27
Tejas 26
Termination 63
Test zur Ermittlung der Biotypen 43
Thaila 138
Thapasweda 117
Therapeutik 135
Therapeutische Maßnahmen 63
Therapien, besänftigende 131
Toxikologie 12
Tridosha 8, 28
Trigunas 23
Trividhya Pariksha 64

***U**daka Vaha Srota* 50
Udanavata 31
Udvartana 98, 100
Ungleichgewicht der Bioenergien 121
Untersuchungsmethoden 69
Upanahasweda 117
Upasaya 63
Urinuntersuchung 66
Urmaterie 22
Ushmasweda 117

***V**alaya* 58
Vamana 122, 123
Vasti 125, 128
Vata 28, 59
Vata-Bioenergie 31
Vata-Person 45, 46
Vata-reduzierende Diät 77, 81
Vatarakta 58
Vayu 26
Vayu-Vahani-Nadi 58
Verdauungskapazität 69
Verhaltensregeln
- (Jahreszeiten) 94
- (Nacht) 93
- (Tag) 89
Verjüngende Maßnahmen 132
Vipaka 136
Virecana 124
Virya 136
Vitalpunkte 52 f., 56 f.
Vyakti 62
Vyanavata 32

Wahrnehmungsorgane 27
Wasser 25, 26
Widerstandskraft 69

Zubereitung der ayurvedischen Heilmittel 137
Zungendiagnose 67